古代名家辨体辨证结合施治医案选评

盛增秀　江凌圳　主　编
庄爱文　余丹凤　副主编

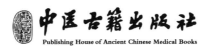

中医古籍出版社

Publishing House of Ancient Chinese Medical Books

图书在版编目（CIP）数据

古代名家辨体辨证结合施治医案选评 / 盛增秀，江凌圳主编 . —北京：
中医古籍出版社，2019.9
ISBN 978-7-5152-1947-9

Ⅰ.①古… Ⅱ.①盛… ②江… Ⅲ.①辨证论治 Ⅳ.① R241

中国版本图书馆 CIP 数据核字（2019）第 173603 号

古代名家辨体辨证结合施治医案选评
盛增秀 江凌圳 主 编
庄爱文 余丹凤 副主编

责任编辑 刘 婷
封面设计 韩博玥
出版发行 中医古籍出版社
社 址 北京东直门内南小街 16 号（100700）
电 话 010-64089446（总编室）010-64002949（发行部）
网 址 www.zhongyiguji.com.cn
印 刷 北京博图彩色印刷有限公司
开 本 710mm×1000mm 1/16
印 张 12
字 数 180 千字
版 次 2019 年 9 月第 1 版 2019 年 9 月第 1 次印刷
书 号 ISBN 978-7-5152-1947-9
定 价 48.00 元

古代名家辨体辨证结合施治医案选评

策　　划　盛增秀全国名老中医药专家传承工作室

主　　编　盛增秀　江凌圳

副 主 编　庄爱文　余丹凤

编　　委　（按姓氏笔画为序）

王子川　王文绒　白　钰　安　欢

江凌圳　庄爱文　李晓寅　严余明

孙舒雯　余丹凤　陈永灿　盛增秀

学术秘书　李晓寅

前　言

国学大师章太炎尝谓："中医之成绩，医案最著。欲求前人之经验心得，医案最有线索可寻，循此钻研，事半功倍。"清代医家周学海也曾说过："宋以后医书，唯医案最好看，不似注释古书之多穿凿也。每部医案中，必有一生最得力处，潜心研究，最能汲取众家之所长。"这里值得一提的是，在古代名家医案中，常贯穿着中医体质理论和实践。众所周知，体质学说是中医基础理论的重要组成部分，也是中医药文化的一大亮点。自中华中医药学会2009年公布《中医体质分类与判定》以来，中医体质的检查方法和临床应用，得到了大力推广，在疾病的防治和养生保健上发挥了重要作用。体质学说在临床运用上的主要特点是在于辨体与辨证施治的有机结合，这在历代名家医案中多有体现，惜乎既往在这方面尚缺乏系统整理和研究。有鉴于此，我们在深入调研，广搜资料基础上，编撰了《古代名家辨体辨证结合施治医案选评》一书，旨在传承和弘扬古代医家在辨体与辨证结合施治上的宝贵经验，更好地为临床、教学和科研提供一部具有重要学术和应用价值的医案文献整理研究之作。

本书的编写体例是按所选医案书籍的成书年代先后排序，每则医案由编者补加标题，系根据该医案理、法、方、药的特点提炼而成，意在提挈其要领，突出其特色，起到提示作用。"评议"是本书的主要内容之一，本着理论联系实际的原则，结合编者的临床经验和心得体会，力求评析精当，重点突出，以阐发辨证施治的要点，辨异同，明常变，有分析，有归纳，使人一目了然，从中得到启发。此外，对少数难读难解的字和词予以注释。

注音一般采用汉语拼音加直音的方法；解释做到准确妥帖，文字简洁明白，避免烦琐稽考和引证，一般只注首见者，复出者恕不再注。

书末附相关论文两篇和中医体质 9 种基本类型与特征，作为阅读本书的参考。

全书主题明确，内容精要，文句通顺，逻辑性强，对推广辨体辨证结合施治诊疗模式，将起到促进作用。

限于水平，书中缺点和不足之处在所难免，尚祈同道和读者批评指正。

盛增秀全国名老中医药专家传承工作室

2018 年 11 月 16 日

目　录

古代名家辨体辨证结合施治医案选评

附件:

附论文:

嗜酒痰湿之体湿邪外袭而病痹证治案

真定府张大，年二十有九，素好嗜酒。至元辛未五月间，病手指节肿痛，屈伸不利，膝髌亦然，心下痞满，身体沉重，不欲饮食，食即欲吐，面色痿黄，精神减少。至六月间，来求予治之。诊其脉沉而缓，缓者脾也。《难经》云：腧主体重节痛，腧者脾之所主。四肢属脾，盖其人素饮酒，加之时助，湿气大胜，流于四肢，故为肿痛。《内经》云：诸湿肿痛，皆属脾土。仲景云：湿流关节，肢体烦痛。此之谓也，宜以大羌活汤主之。《内经》云：湿淫于内，治以苦温，以苦发之，以淡渗之。又云：风能胜湿。羌活、独活，苦温透关节而胜湿，故以为君。升麻苦平，威灵仙、防风、苍术，苦辛温发之者也，故以为臣。血壅而不流则痛，当归辛温以散之；甘草甘温，益气缓中；泽泻咸平，茯苓甘平，导湿而利小便，以淡渗之也，使气味相合，上下分散其湿也。

大羌活汤：羌活 升麻各一钱 独活七分 苍术 防风去芦 威灵仙去芦 白术 当归 白茯苓去皮 泽泻各半钱

上十味㕮咀，作一服，水二盏，煎至一盏，去渣温服，食前一服，食后一服。

忌酒面生冷硬物。（《卫生宝鉴》）

【评议】本病为痹证。究其病因，乃内外互为因果。所谓"内因"，即痰湿体质，盖因"其人素饮酒"，痰湿内盛；"外因"为风寒湿邪外袭，侵犯经脉筋骨。内外相引，合而为痹。观其所用方药，以大羌活汤为主方，功在"上下分散其湿"，乃体病兼治之法，洵为合适。

偏颇体质与疾病等量齐观误治致死案

真定钞库官李提举，年逾四旬，体干魁梧，肌肉丰盛。其僚友师君告之曰：肥人多风证，君今如此，恐后致中风。搜风丸其药推陈致新化痰，宜服之。李从其言，遂合一料，每日服之。至夜下五行，如是半月，觉气短而促。至一月余，添怠惰嗜卧，便白脓，小便不禁，足至膝冷，腰背沉痛，饮食无味，仍不欲食，心胸痞满，时有躁热，健忘，恍惚不安。凡三易医皆无效，因陈其由，请予治之。予曰：孙真人云：药势有所偏助，令人脏气不平。药本攻疾，无病不可饵。平人谷入于胃，脉道乃行；水入于经，其血乃成。水去则荣散，谷消则卫亡。荣散卫亡，神无所依。君本身体康强，五脏安泰，妄以小毒之剂，日下数行。初服一日，且推陈下行，疏积已去，又何推焉？今饮食不为肌肤，水谷不能运化精微，灌溉五脏六腑，周身百脉，神将何依？故气短而促者，真气损也。怠惰嗜卧者，脾气衰也；小便不禁者，膀胱不藏也；便下脓血者，胃气下脱也；足胻寒而逆者，阳气微也；时有躁热、心下虚痞者，胃气不能上荣也；恍惚健忘者，神明乱也。《金匮要略》云：不当下而强下之，令人开肠洞泄便溺不禁而死。前证所生非天也，君自取之，治虽粗安，促君命期矣。李闻之，惊恐，汗浃于背，起谓予曰：妄下之过，悔将何及！虽然，君当尽心救其失。予以谓病势过半，命将难痊，固辞而退。至秋疾甚作，医以夺命散下之，躁热喘满而死。《内经》曰：诛罚无过，是谓大惑。如李君者，盖《内经》所谓大惑之人也，卫生君子，可不戒哉！（《卫生宝鉴》）

【评议】王琦教授认为，体质是人体在先天和后天获得的基础上形成的形态结构、生理功能和心理状态方面的综合的、相对稳定的固有特质。体质可分平和体质（正常体质）和偏颇体质（异常体质）两大类。但偏颇体质不能与疾病画等号。本例"体干魁梧，肥肉丰盛"，一般认为"肥人多痰湿，易病中风"，是指发病倾向性和易罹性而言，但这不是绝对的，具体情况还应具体分析。前医误认异常体质即是疾病，用搜风丸（具体药物不详）治之，意在"推陈致新化痰"，结果反而损伤其身体，导致变证百出，险象丛生，后又误用夺命散下之，促其死也。本案警示医者，临床不能固执患者的体质特点或辨体不清而乱投药饵，否则会招致不良后果。辨体施治与辨证施治须有机结合，"有机"是关键词，即是说应灵活对待，不可拘泥。

肥人脉缓作气虚论治案

邑庠司训萧先生，年逾五十，形肥色紫。病气从脐下冲逆而上，睡卧不安，饮食少，精神倦。予为诊之，脉皆浮濡而缓。曰：气虚也。问曰：丹溪云：气从脐下起者，阴火也。何谓气虚？予曰：难执定论。丹溪又云：肥人气虚，脉缓亦气虚。今据形与脉，当作气虚论治。遂以参、芪为君，白术、白芍为臣，归身、熟地为佐，黄柏、甘草、陈皮为使，煎服十余帖，稍安。彼以胸膈不利，陈皮加作七分，气冲上，仍守前方，月余而愈。（《石山医案》）

【评议】本例汪石山根据朱丹溪所说："肥人气虚，脉缓亦气虚"，结合患者的形与脉，与丹溪之论正合，故作气虚论治，遂获痊愈。辨体论治的重要性，于此可窥得一斑。

肥人中风两例治案

一肥人中风口㖞，手足麻木，左右俱废。作痰治，以贝母、瓜蒌、南星、半夏、陈皮、白术、黄芩、黄连、黄柏、羌活、防风、荆芥、威灵仙、薄桂、甘草、天花粉，好吃面，加白附子，入竹沥、姜汁，更加少酒行经。（《名医类案》）

一肥人中风，用苍术、南星、酒芩、酒柏、茯苓、木通、升麻、厚朴、甘草、牛膝、红花水煎，先吐后药。（《名医类案》）

【评议】《内经》早就认识到形体肥瘦与体质的关系，如《灵枢·逆顺肥瘦》将人体分为肥人、瘦人、肥瘦适中三种类型。后世医家还对其发病作了发挥，如说"肥人多痰湿，易病中风""瘦人多火，易病痨嗽"，以上两例均为肥人中风之证，究其病机系痰浊内生，壅滞经脉，上蒙清窍，气血逆乱，发为本病。盖中风多属"风、火、痰、瘀"为患，在治疗时应注意辨体与辨证相结合，手足麻木者，除化痰镇惊，清热开窍外，更加少酒通行经脉，以羌活、威灵仙逐风胜湿，透关利节。久病入络，瘀血滞留经隧者，则配合牛膝、红花引血下行，活血化瘀，宣通经络。当然，对于中风的辨治，近现代有很大发展，疗效明显提高，但辨体与辨证结合施治的主题，从未脱离。

嗜酒痰湿之体兼极虚外感风寒治案

一人嗜酒，因暴风寒，衣薄，遂觉倦怠，不思食者半月，且发狂，身如被杖，微恶寒。诊其脉，皆浮大，按之豁豁然，左为甚。朱作极虚受风寒治之，以人参为君，黄芪、当归、白术为臣，苍术、甘草、陈皮、通草、葛根为佐使，大剂与之。一日后，遍身汗出如雨，凡三易被得睡，觉来诸症悉除。（《名医类案》）

【评议】个体体质的形成和差异，与生活环境和饮食习惯有莫大的关系，这在《素问·异法方宜论》中有明确的论述。本例平素嗜酒，痰湿之体可知，又因极虚外感风寒为患，观其处方用药，其中苍术、陈皮、甘草，乃平胃散化裁，意在化痰祛湿，调理脾胃，斡旋中州，为辨体施治而设，与其他药物配合，共成体病兼治之剂。

娇弱丰颐之体患痰热实证用滚痰丸清利等药得愈案

一妇娇弱丰颐，不显言何证，求王诊视。六脉疾数劲急，上大下小，三焦部分搏指之甚。王曰：那得许多热来？其夫笑曰：此言与老医之言，何其相背太甚？老医曰：那得许多冷来？故服药衣食，并是辛热过暖之事。疑其症益加，今当从先生之言，请为治之。问其见证，曰上壅痰盛，胸闭胁痛，头不能举，口苦舌干，精神烦乱，梦寐恍惚，两颔结核，饮食不美。于是令服滚痰丸八十丸，随时清利，相继三次，服之五七日，一次服九十丸至百丸，每夜嚼龙脑膏。然病势日久，兼闻禀赋夙异，遂令服黄连解毒丸，一年方愈。方出《养生主论》。(《名医类案》)

【评议】六脉疾数劲急且搏指之甚，此乃阳热盛极之象，然前医拘于患者体态娇弱丰颐，误诊为虚寒之证，遂服辛热之剂，从而导致内外相引，火热更甚，炼液成痰，故成痰热上壅之证。后医观其体，察其证，选用滚痰丸豁痰利窍，兼服龙脑膏芳香走窜，引火热之气自外而出，又因禀赋夙异，三焦积热已久，服黄连解毒丸调理体质，其病方愈。由此可见，辨病与辨体需相互结合，体病兼治，方能显效。

瘦人气实先补后泻乃安案

丹溪治一人，体长，露筋骨，体虚而劳，头痛楚，自意不疗，脉弦大兼数。寻以人参、白术为君，川芎、陈皮为佐，服至五月余，未瘳，以药力未至耳。自欲加黄芪，朱弗许。翌日，头痛顿愈，但脉微盛，又膈满不饥而腹胀，审知其背加黄芪也，遂以二陈加厚朴、枳壳、黄连以泻其卫，三帖乃安。是瘦人虚劳，多气实也。璚按：症本虚，固当补。然瘦人气实，纯用气药即不著，亦必胀满。参、术继以枳、朴，先补后泻，理亦无碍。第先生素重养阴，此案何以独否？（《名医类案》）

【评议】形体胖瘦与体质关系密切，古人有"肥人多痰湿，瘦人多火"之说，火乃气之余。本案患者系"瘦人虚劳，多气实也"，症本虚，固当补，故朱氏初诊投以参、术等补品，但久服未瘳，何故？以药力未至耳。病人妄加黄芪补气药遂生胀满。为救"药误"，朱氏继用二陈汤加厚朴、枳壳、黄连，此先补而后泻，顺应病势，兼顾体质，俾正气得补，邪气得泄，其病乃愈。

小儿体质与发病和病情转归及治疗关系 9 个例案

一小儿面白，时或变赤，生小疮，两足发热，先君以为禀赋足三阴虚热。不信，专服清凉之药，后出痘，果黑陷而殁。（《保婴撮要》）

一小儿十五岁，禀赋虚弱，因劳役过度患此，寒热如疟，用补中益气汤将愈。惑于人言，误服大黄之药，吐泻大作，手足厥冷，寒热尤甚。余用六君子汤加姜、桂，诸症稍愈，但赤肿不消，此欲作脓也。又数剂后，朝用益气汤，夕用大补汤，五十余剂而痊。（《保婴撮要》）

一小儿足跗肿硬，肉色不变，形气倦怠，外敷内服皆败毒耗气之药。余谓：《经》云形伤痛，气伤肿。乃禀赋足三阴虚羸之症也，当滋补元气，若行攻伐，虚虚之祸不免矣。彼以为迂，仍用前药，足跗变黯，肿至脚腕。余用大补汤、异功散各五十剂，以调补脾胃，及葱熨患处，祛散寒邪，补接阳气，漫肿渐消，疮肉赤色，旬日而溃，此元气渐复之善症也。然固元气充实，瘀肉可腐，新肉可生。又惑于速效之说，敷追蚀生肌之药，患处复黯，七恶并臻而殁。(《保婴撮要》)

一小儿闪腰作痛，服流气等药，外肿不赤。余曰：此儿虽经闪腰，然亦禀赋肾气不足而使之者，延久益虚，恐后不治。彼以迂缓视之，后果不起。(《保婴撮要》)

一小儿禀赋肾虚，患注夏之疾，因乳母大劳，则发热益甚，用补中益气汤，令母子并服而愈。后因乳母多食膏粱，又患疮疾，烦躁作渴，先用竹叶石膏汤及补中益气汤，将瘥，母着怒气，大热发搐，用柴胡栀子散、加味逍遥散而痊。(《保婴撮要》)

一小儿十四岁，解囟自觉头大，视物昏大，畏日羞明。此禀赋肾气怯弱，用六味丸加鹿茸，及补中益气汤加山药、山茱萸，半载愈，二载而囟合。既婚之后，仍觉囟门开解，足心如炙。喜其断色欲，薄滋味，日服前药二剂，三载而愈。后入房，两腿痿软，又教以服前丸，守前戒而愈。(《保婴撮要》)

一小儿白睛多，泻后喉喑，口渴兼吐，大便不实，朝夕服地黄丸而痊。后患泻，喉复喑，仍服前丸而愈。此皆禀赋肾气不足，故用是药。(《保婴撮要》)

一小儿禀赋虚羸，时常作痢，年十三岁，泄泻不食，手足并冷，诸药不应。余谓命门火衰，六君子汤、八味丸治之，寻愈。毕姻后，劳心过甚，饮食顿少，发热下气，先用参、术各五钱，姜、枣煎服，诸症稍愈。又用六君子汤加炮姜、肉桂、参、术各一两，一剂诸症顿愈。又因劳心发热烦渴，用补中益气汤加附子一钱渴止；用参、芪各一两，归、术各五钱，附子一钱，三剂全瘥。(《保婴撮要》)

一小儿鼻衄，两颊赤。余谓禀赋肾气不足，虚火上炎也。不信，别服清热凉血之药，病益甚。余用地黄丸果效。毕姻后，虚症悉至，用八珍汤、地黄丸料，寻愈。(《保婴撮要》)

【评议】以上9例均为小儿病症。其发病的共性均与禀赋有关。例1、例2系足三阴虚弱；例3谓"禀赋虚弱"，从其症状和用药的正误来看，当属素体脾虚，盖"脾常不足"是小儿的体质特点之一；例4、例5、例6、例7、例8、例9均为禀赋肾虚，亦即先天不足。试观各例的治疗方药，大多顾及体质。惟例1忽视辨体施治，"果黑陷而殁"。的确，在诊治疾病时，注重小儿体质较之成人尤为重要。因为小儿病证常因体质的关系，易虚易实，易寒易热，其预后亦往往与患儿体质密切相关，因此辨体在临床上十分紧要，切勿掉以轻心。

体丰经闭断为脂满子宫投祛湿化痰获效案

族侄孙媳程氏，双桂翁女也，年甫三旬，产曾五胎。今则经闭不行者八年，肌肉则丰肥于昔，饮食又倍加于昔，精采则艳美于昔。腹柔不坚，略无所谓病者。独经闭不行，不生育耳。专科率用四物汤、玄胡索、牡丹皮，诸通调剂，计服千余帖矣。又如三棱、莪术、干漆、桃仁、苏木之类，莫不概尝，罔有一应。访予为诊。六脉缓大有力。予曰：此脾湿生痰，脂满子宫，徒行血、活血、破血无益也。法宜调气消痰，燥湿熔脂，俾使清瘦，庶新饮食不复生痰，不助肥脂，复为经水，经不期行而自行矣。若被专科者流，局局然养血活血破血，而欲望其经行，不亦难乎？盖前剂皆滋湿生痰之味，非有湿痰者所宜，而肥人尤不宜用也。乃为订一方，以平胃散加滑石、桃仁、黄连、姜黄、丹参、南星、半夏，作丸剂服之。半年而经行，次年生一子，后连生一子一女。（《孙文垣医案》）

【评议】本例闭经，前医屡投养血、活血、破血之剂，计服千余帖而罔效。孙氏根据患者"肌肉丰肥"，认定系痰湿之体。其月事不行而未能再孕，乃"脾湿生痰，脂满子宫"所致，故改投祛湿化痰、活血通经之剂，服半年而经行有子。由是观之，临证须司内揣外，细辨体质，力求辨体施治与辨证施治有机结合，可望提高疗效。可喜的是，当今已有《中医体质分类与判定》标准，包括痰湿体质，其总体特征、形体特征、常见表现、心理特征、发病倾向、对外界环境的适应能力，均有较明确的记述，对临床颇有指导作用。

辨体辨证结合治愈腹痛有块案

杜史严印老长媳，少司空沈镜老女也。患腹痛有小块藟①藟然，腹觉冷甚，两寸关皆滑数，两尺皆沉微，此脾气弱而饮食不消。又当秋令湿淫之候，不利亦泻，宜预防。与白术、苍术、茯苓、甘草、白豆仁、木香、半夏、陈皮、泽泻煎服。其夜果泻一度。次早又泻一度。小腹仍疼不少减，且里急后重。盖其禀赋素虚，当补中兼消兼利。白芍药三钱，桂心一钱，甘草、人参、茯苓、泽泻、陈皮、白术各八分，升麻、葛根各六分。服后脉皆软弱不滑，藟块亦消。改以人参、黄芪、白术、白芍药各二钱，炙甘草、陈皮、泽泻、葛根、柴胡、茯苓各一钱，调理而痊。（《孙文垣医案》）

【评议】本案三次处方，其方药的变换，悉遵体病兼治的原则而获痊。案中谓："盖其禀赋素虚，当补中兼消兼利。"可见其治法的确定，全凭辨体与辨证有机结合而成，读后颇受启发。

体病合参用甘寒滋润益阴治脾虚案

顾鸣六乃郎，禀赋素弱，年数岁，患脾虚证，饮食绝不沾唇，父母强

---

① 藟（lěi 垒）：本义指藤，也有缠绕之意。

之，终日不满稀粥半盂，形体倍削，鸣六深以为忧。予为之疏一丸方，以人参为君，茯苓、山药、橘红、白芍药、莲肉、扁豆为佐，更定一加味集灵膏相间服之。百日后，饮食顿加，半年肌体丰满。世人徒知香燥温补为治脾虚之法，而不知甘寒滋润益阴之有益于脾也。治病全在活法，不宜拘滞。(《先醒斋医学广笔记》)

【评议】禀赋素弱而患脾虚证，从其处方用药来看，未用理中、四君等温补之类，而用参苓白术散合加味集灵膏，可知其当属脾阴虚证，故投甘寒滋润益阴之剂能克奏厥功。

久痢凭脉断体用敛补得愈案

久泻热壅敛补治验

大宗伯浔阳董公，素有酒积，因而患痢。平日饮馔过丰，禀赋虽厚，而清凉消导之药，服之不为不多矣！姑苏盛医治疗痢症虽已少瘥，而大便犹滞而不畅，小便短数黄赤，且身体时热，上壅头面，鼻塞耳聋，眼昏口燥，予诊其脉，浮大而数，按之而驶。董公问曰：脉气无害否？予曰：然。公曰：适间盛先生谓芩连滑石，但可清下焦之热，当以凉膈散清上焦之火，以佐煎剂之不足，公意以为何如？予曰：愚意欲补敛，殊与盛君之见不合。公曰：盛先生谓贱脉尚洪盛，未可议补。予曰：公脉已请教数次，平日顶指洪盛，以常人论之，则今日之脉，犹未可谓衰，以公无病时之脉论之，则今日之脉，已弱极矣！何不可补？董公即令人请盛医进议。备述予言。盛君曰：邪热焰炽，以致上窍闭塞，恐不可补；便溺不利，恐不可敛。予曰：《内经》所谓九窍不利，由于阳气上盛而跃，此当议清议泻；若九窍不利，由于肠胃之所生，何妨议补议敛？今大便滞而小便短，以致鼻塞耳聋，眼昏口燥，非九窍不利乎？久泻久痢，数用清凉消导之剂，肠胃有不虚乎？董公深然之，恳求处方。予曰：此由中焦气血不足，以致虚火上炎下迫，用人参、白术补气为君，当归、芍药养血为佐，五味、麦冬、枣仁敛耗散之气以为臣，生甘草、茯苓缓以渗之以为使。待上焦既清，而后提其下陷之阳，则便实溺清，而且快畅矣。董公曰：未服药，而意中已愈过半矣。盛君亦极首肯。服二剂，头面果极清爽，再以补中益气汤加减服之，便溺悉如所言。董公邀数次，此番尤为得意，以后便成相知。

卢绍庵曰：久病之候，与暂疾之候不同，故现症似乎有余，而实为不足，若非引《内经》以处治，何以释董公之惑，而服盛医之心？人泻我补，其卓识灼见，推重一时，大约如此。（《陆氏三世医验》）

【评议】患者素有膏粱厚味之积，患痢后服清凉消导之剂甚久，体质虽厚，然攻伐太过，致脾胃损伤，正气耗竭。李东垣《脾胃论》中云："既脾胃气衰，元气不足，而心火独盛。心火者，阴火也。"即脾胃气虚，则下流于肾，阴火得以乘其土位，故脾证始得，则身体时热；阴火上冲则上壅头面，鼻塞耳聋，眼昏口燥；阴火下迫则便秘溺浊。故本病实乃中焦气血不足，以致虚火上炎下迫，因虚致实之证。选用人参、白术、当归、芍药、五味、麦冬、茯苓等药，补其中而升其阳，甘寒以泻其火，使用甘温之剂，益元气而消阴火，上焦既清，后升阳举陷，气机运化正常，升清降浊则便实溺清。后继投补中益气汤，诸品甘温益气，扶元养正顾护脾胃，以治其本。本案疾病起初虽为实证，但在治疗过程中，患者体质发生了变化，因此疾病的病机趋向也随之而异，前医只根据患者以往体质进行施治，没有注意到由于体质的变化，病机已由实转虚，总属本虚标实之证。正如案中"《内经》所谓九窍不利，由于阳气上盛而跃，此当议清议泻；若九窍不利，由于肠胃之所生，何妨议补议敛？"一语道出本案疾病的本质，认识到疾病的性质和病理过程与患者的体质有密切的关系。由于禀赋不同，机体阴阳盛衰有别，应注重辨别体质，抓住病机，方能提高疗效。又，本案凭脉判断体质由实转虚，见解独到，别开生面，非熟谙临床的老手，断难有此卓识。

禀赋薄弱患真寒假热脱证得救案

虚脱峻补

张靖山令郎，年十五岁，禀赋薄弱，戊午年间，患内伤外感，先有他医用药，半月之外，延予。视其面赤，唇焦，舌苔白色而燥，身热，欲得近衣，将被盖覆周匝，手臂不敢袒露于外，反引予手，探入被内诊之，六脉鼓击而大。乃用人参、麦冬、知母、五味、当归、芍药。一服而稳睡半饷。适伊内亲另邀专门伤寒者至，视为阳明经病，改用柴、葛等解肌之药，伊亲以彼为是，而訾予为非，予别而归。次晚二鼓，病者之外祖曹虹滨扣门相迓，予时年少，语不能平，曹君含笑承受，温语求恳。予拒之，曹君更恳甚哀，于是偕彼宵征。至则面如土色，身冷自汗，四肢厥逆，六脉虾游，似将属纩[①]之际，举家哀恸，急以人参一两，附子三钱，水煎灌咽，随服随醒，次早大解一次，仍前虚脱，又以人参一两二钱，附子三钱，黄芪、白术各二钱，搀入童便服之，得以挽回。

阴阳二症，疑似难量，攻补两途，死生立判。医者人之司命，理明然后术精，遇病则目识心通，才有卓见，倘若徒读父书，胶柱刻舟，玩弄人之性命，冤哉！张子大限未终，乃得曹君之恳切，予若迟缓数刻，决登鬼录无疑。（《陆氏三世医验》）

【评议】本案虽见面赤、唇焦之证，然《伤寒论》云："病人身大热，反欲得衣者，热在皮肤，寒在骨髓也。"此乃真寒假热之证，本案即属之。究其病因病机与患者"禀赋薄弱"，平素脾肾阳虚有很大的关系。故应遵循"热因热用""虚则补之"的方法，用人参、麦冬、当归等温阳益气养血。后因他医误诊为阳明经证而用柴、葛之品解肌发汗，造成阳气衰微、胃气

---

① 属纩（kuàng 况）：古丧俗，人濒临死亡时，用新棉置于临死者的口鼻上，以验呼吸之有无，称之为属纩。也用为"临终"的代称。

将绝的危重证候。陆氏急以人参、附子等回阳救逆，使病情转危为安。此案前后辨治发人深省，再次阐明了平素体质的偏颇与病势发展的密切联系，临床自当究心。

血虚有火之体患真热假寒血崩证获救案

热厥疑寒

球溪吴君采尊正^①，平日血虚有火，初胎生一女，已及七岁，竟不再娠。万历戊午，经候两月不行以为受孕，不胜欣喜，忽然胸腹不爽，投以安胎养血之剂，反觉少腹作痛，经行如崩，去血多而痛不止，足膝逆冷，气短奄奄。医家又认为小产，用芎、归、元胡、姜、桂之类，血不止，而腹痛愈甚，喉咙燥痛，吞吐不便，势属危迫，延予。诊得六脉沉细而实，按之有力。议用炒黄连、白芍药、牡丹皮、天花粉、当归、黑山栀、山楂肉、阿胶等味，煎就，而君采以为清凉，狐疑未服。令兄君宁，庠士中之博学，且旁通医术，阅予之方，极口称赞，君采方令徐徐吞下，次早喉腹之痛俱愈，足膝反温暖。后用芎、归、芍、参、苓、地黄、牡丹之类，调理而痊。

女人临产，去血过多，调摄失宜，肇病之端，产后固宜谨慎，先正云：经行与产后一般，犯时微若秋毫，感病重如山岳，切忌寒凉，恐血得冷而凝也。此指禀赋盛厚，平常无疾者而言。君采尊阃^②素多火症，数年来不能受妊，未必不由火之消烁，兹者安胎养血，而反经行如崩，亦或由于火性热则流通也。他医以为小产，乃用平常方法，止血而血益多，止痛而痛更甚。延予诊之，脱血脉来有力，乃是火也。服药咽喉增痛，辛温之故也。

---

① 尊正：对人妻的敬称。旧时亦称"令正夫人"，即嫡妻之意。

② 尊阃（kǔn捆）：阃，闺门。尊阃，对人妻室的敬称。

脉症显然，议用清火凉血，君采心慌意乱，不徒主张，若非君宁之赞美，予亦焉能奏效哉！（《陆氏三世医验》）

【评议】患者平素血虚有火，投以安胎养血的温补之品，使里热更盛，从而迫血妄行，经行如崩，阳气郁闭，足膝逆冷，此乃热厥之证。主要病机是里热炽盛，遂选用清凉之品，清火凉血，退脏腑郁热，热退则气血阴阳顺接，其病乃愈。此案值得注意的要重视体质而辨病，治疗须因人制宜，方克有济。

肥人多痰忽得类中风治案

中风用涌泻治验

李思塘令堂，年已周甲①矣，身体肥盛。正月间，忽得中风，卒倒不省人事，口噤不能言语，喉如拽锯，手足不随，医者投牛黄丸二三丸不效，急煎小续命汤灌之亦不效。予诊六脉，浮洪而滑，右手为甚。盖思塘家事甚殷，且孝事其母。日以肥甘进膳，而其母食量颇高，奉养极厚，今卒得此患，形气犹盛，脉亦有余。《内经》云：凡消瘅击仆，偏枯痿厥，气满发热，肥贵人则膏粱之疾也。又云土太过，令人四肢不举，宜其手足不随也。即丹溪所谓湿土生痰，痰生热，热生风也。当先用子和法涌吐之，乃以稀涎散薑汁调灌之，涌出痰涎碗许。少顷，又以三化汤灌之，至晚，泻两三行，喉声顿息，口亦能言，但人事不甚省知，上下之障塞已通，中宫之积滞未去也。用加减消导二陈汤投之，半夏、陈皮、茯苓、甘草、枳实、黄连、莱菔子、木香、白蔻仁。每日二服，数日后，人事渐爽，腹中知饥，乃进稀粥，第大便犹秘结，每日以润字丸五分白汤点姜汁送下。自此旬日，手足能运。而有时挛拘，大便已通而常燥，意涌泄消导之后，血耗无以荣

————————

① 周甲：满六十年。干支纪年一甲子为六十年，故称。

筋，津衰无以润燥，用四物加秦艽、黄芩、甘草数十帖，调理三月而愈。

卢绍庵曰：肥人多痰，膏粱又能生痰，少壮元气旺盛则能运行，高年元气衰微，淤积为碍，病发类乎中风。他医误以真中风法治之。竟不见效，先生惟行痰而病去，治其本也。(《陆氏三世医验》)

【评议】医家常云"肥人多痰湿，易病中风"。患者膏粱厚味酿积已久，身体肥盛，且年事已高，脏腑运化功能减退，主要病机为痰涎积于胸膈，痰生热，热生风，邪实于上，以致去仆。故在此使用涌吐法在于祛痰，即"其在上者，引而越之"之意也。本案辨体与辨证结合，抓住主要病机，"急则治其标"，使用涌吐之法取效快捷，能适应急症之"急"。观其治疗过程，体病兼治，宜取其效也。

气虚兼气郁体质而病蛔厥急则治标案

内伤吐蛔

潘衷弦尊堂夫人，年六十余，禀赋素薄弱，平时多郁多火，世胄①之后，家事繁冗，而夫人以身任之，惟知课子作家为念，不惜精力，每日至晚碌碌不已，虽至黄昏，亦必稽察女红②，三鼓方罢，素所劳顿，概可知也。忽一日，劳倦感冒，次早仍然饮食，晡时，遂发寒热，头痛骨疼，呕吐酸水，冷汗心疼，一医知其平日多郁多火，乃引《经》云：诸呕吐酸，皆属于热。投之清凉，其痰愈甚，吐出蛔虫数条。予诊得两关紧盛，两尺空虚，分明风寒饮食之故，遂用陈皮、半夏、桂枝、枳壳、山楂、桔梗、厚朴、白芷、藿香、姜砂，服后，诸症少减，次日清晨，吃腐浆一碗，菱头粥汤，而尤有讳言之物，食后诸症仍剧，夜不得卧，先用乌梅丸三钱，以安其蛔，

① 世胄(zhòu 咒)：古代称帝王或贵族的后代，后泛指世系。
② 女红：(1)亦作"女功"，"女工"。旧指妇女所做的纺织，刺绣，缝纫等事。(2)旧指做女红的妇女。今泛指做女工人。女功，同"女工"。

随用槟榔、青皮、枳实、山楂、厚朴、陈皮、半夏、炮姜、藿香、黄连、姜砂之类，宽其中。又用麸皮炒熨中脘。旬日后，用小承气加元明粉，去燥粪二次，调理半月而愈。

蛔虫人人皆有，平常无病，虫安其位，而不见扰动，惟伤寒之传变，杂病之壅遏，虫不得安而腾涌于上，病名蛔厥。其症险恶，服药稍减，继伤饮食，宜其病之益剧也。先安蛔而后消导，亦是寻常方法。(《陆氏三世医验》)

【评议】辨体与辨证结合施治，亦需灵活掌握，不可刻板。总观本案，患者当属气虚质兼气郁质。因蛔厥病情险恶，故治疗以治"证"为急，治"体"从缓，乃"急则治其标"是也。

行中兼补治禀赋薄弱患积滞案

行中兼补

汪敬泉大令郎，于万历丁巳五月患病，他医调治，不痊而逝。戊午五月，二令郎病状相同，时年十六岁，禀赋薄弱，染病十余日，他医用药无效，敬泉极其彷徨，延予诊视。外症身热如炙，昏倦，舌上黄黑苔，尚有津液，胸前不可按，大便泻黑水，日去十余次，六脉皆细数，重按尚有神，气口独有力。予曰：此虽起于不足，而内伤甚重，脉尚有神，未至于脱，宜先消而后补，立方用小陷胸汤加减，未来取药，又邀杨澹如兄，亦云此泻是傍流，立方与予暗合，敬泉始相信，方取药服一剂，症毫不减，夜间躁烦，次早与澹如兄同看，商议昨日药力未到，照原方日服两剂，连进四帖，胸膈略舒，而虚怯烦渴之症见，暂投麦冬、枣仁、山栀、豆蔻之类稍安，而热与痛不减。然大便泻已止，遂用润字丸一钱，少顷，又催一钱，去燥粪三四枚，而其虚烦之症又见，仍用安神滋补之药，精神略定，舌苔未化，明知宿垢未清，元气弱甚，不敢急攻，但虚烦时用滋补，精神略爽用消导，隔五六日，用润字丸一服，一补一消，调理两月，胸腹始畅，脉静身凉，又调理月余而痊。

停食宜消，是其常也，弱体不宜峻攻，是其变也。先正曰：人之老少，虚实不同，病之传变各异，岂可一概妄行施治。此症缓款调治，获收全功，倘若粗率孟浪，即蹈大令郎之覆辙矣。（《陆氏三世医验》）

【评议】患者禀赋薄弱，病虽起于不足，然脉尚有神，津液尚有，正气尚可耐攻，故先予小陷胸汤攻其痰热之邪，后热病烦渴，当以顾护津液为要，先攻而后补，此乃寻常之法。然本案患者虚实兼见，攻邪而伤阴见虚烦之证，滋阴而留寇见食滞之证，不可急攻，亦不可妄补。针对此病证，医者因人因时而治，虚烦时滋补，精神略定时消导，消补间进，知其常而达其变，缓款调治，治则与治法均体现了体病兼治的思想，值得我辈借鉴与效仿。案中"人之老少，虚实不同，病之传变各异，岂可一概妄行施治"等语，道出了体质与疾病传变和治疗关系，金针度人，未可草草读过。

虚人腹胀用补获愈案

妇人虚胀用补治验

潘天泉公乃爱，禀赋薄弱，已适吴体原。归母家月余，忽患腹胀，每于鸡鸣时发，至早膳后即宽。医者用调气之药治之不效，后于半夜即发，至两月，渐于薄暮即发矣，夜不能卧，日间饮食亦减，肌体觉瘦。予诊六脉沉微而迟，曰：若论症，日宽夜急，血不足也，当养血。论脉，沉弱而迟，气不足也，当补气。乃以补中益气汤，倍当归加白蔻仁、木香，数剂而愈。

卢绍庵曰：腹胀之病，常多发作，有时则少。腹胀之症宜消，先生却

乃投补，舍症从脉，奏效甚捷，良由指下精明，是以超出流辈。（《陆氏三世医验》）

【评议】腹胀之病多见实证，然患者禀赋素弱，推动无力，因虚致实。患者虽腹胀，但时发时止，所谓"至虚有盛候，大实有羸状"，由此可知其内在之"至虚"为"真"候，外在之"盛候"为"假"象，故治疗仍然应该针对内在之"至虚"以补虚为主。虽日宽夜急，然观其疾病本质及脉象可知，主要因气虚而无力运化所致，因此舍症从脉，予补中益气汤，补气健脾，佐以白蔻仁、木香等理气和胃，补而不滞，辨病与辨体施治结合，遂获良效。

天禀素弱水衰火盛治案

壮水之主以制阳光治验

姚明水，天禀素弱，神虽有余，精实不足，脾肾两虚，远色欲，节饮食，少年谨慎，未有如彼者。三十岁前，每患脾泄，参苓白术散，常不彻口，病发时，必用附桂方愈。三十岁后，脾胃甚好，善啖，自恃强壮，生平谨守，一旦改操，且因无子置妾。初患齿痛，口舌痛，以凉膈散数钱服之即愈，自此常发常服，至半年后，满口腐烂，饮食不进，凉药愈投愈剧。予诊其脉，两寸浮数而微，关尺浮弱而涩。曰：兄形虽有余，精仍不足，当严守禁忌，服温补药，凉剂不可再投矣。用八物汤倍地黄以峻补肾水，加桂附各一分引火归原。正所谓折之不去，求其属以衰之也。煎就凉服，不使与上焦之虚热争也。十剂其患如失，后不复发。

卢绍庵曰：人生三十岁以前，精神日渐旺盛。三十岁以后，精神日渐衰微。此君禀赋薄弱，而乃娶艾妾于中年之后，宜其水衰而火盛也。先正曰：实火可泻，虚火宜补。今先生滋肾以制火，非深明《内经》之旨，孰

能臻斯效乎？（《陆氏三世医验》）

【评议】齿痛、口舌痛之证，常以热证论属，热者寒之，为治热之常法。但观本案患者，天禀素弱，脾肾两虚，运化无力，精实不足，阴精亏损，水亏不能制火，其病本质为阴虚致热。王冰"寒之不寒，是无水也，壮水之主，以制阳光""内热不解，屡清之而火不退者，阴不足也"之论，正合此病。原非实热，故不宜苦寒直折，当甘寒滋阴。方中又投以桂附，强调了"善补阴者，必于阳中求阴，阴得阳升则源泉不竭"。还需值得注意的是，在服药方法上，医者采取"煎就凉服"，不使与上焦之虚热争也。全案时时注重体质的变化，从理法方药至服用之法均体现了体病兼治的治疗原则，对临床辨体辨证施治具有指导意义。

呕血致虚脱重证关乎体质案

吴明初，平素体弱，因年来忧郁，忽然呕血，自早至暮百余碗，两目紧闭，四肢畏寒，冷汗如注，汤药入口，随即吐出，举族惊狂，迎余视之。幸病虽为急，脉尚未散，喘促犹缓，一线生机，尚可挽回，若以血药投治则不及矣。盖初则血随气上，今则气随血脱。语云：有形之血不能速生，几微之气在所急固。此阳生阴长之道，寓诸《灵》《素》扶阳抑阴之权，具于羲易。诚以阳者生之本，阴者死之基，故充塞四大，温润肌肉，皆赖此阳气耳。今脉气虚微，天真衰败也；汗雨不收，卫气散失也；四肢畏冷，虚阳不能旁达也；两目紧闭，元神不能上注也；药入即吐，继之以血者，乃呕伤胃脘，守荣之血不藏也。为再用汤药，恐激动其吐，宜设计以取之。遂用人参一两，白及四钱，均为细末，米饮调丸如樱桃大，含化。自黄昏至一更，约用一半，汤饮方通，血亦不吐。至明日神思稍清，脉气未静，似芤似革，参互不调，全无胃气，尽属阴亡于中、阳散于外之象。乃速煎参、附进之，以追散失之元阳。八日内记服人参二斤，附子五枚，而元气顿充，脉始收敛，至今强健倍常。倘此时稍有疑虑，徒任浅剂，焉能挽回其真气耶？（《旧德堂医案》）

【评议】本案系呕血致虚脱重证。究其发病之因，体质亦起主导作用。从其临床表现和所用方药来看，"平素体弱"当是发病之主因，或者称发病之基础，而忧郁伤肝，使肝失藏血之职，当是发病的诱因。若问患者当属何种体质，应该说是"气虚体质"。体质在发病学上的地位，了然于胸，而治病须重视体质，亦不言而喻。

不孕症体质素虚元海气怯突出辨体施治案

《调经论》云：先期为血热，后期为气滞。今脉芤带淋，畏冷，全是体质素虚，元海气怯，奇脉不固，数年不得孕育，皆原于此。当以生气有情之属，通之补之，摄以固之，俾经调脉和，可以宜男，但须情怀怡悦，勿躁急嗔怒为上。

紫河车　茯苓　人参　归身　杞子　苁蓉　小茴香　紫石英　桂心　牛膝　熟地　白芍　艾炭　香附（《马氏医案并附祁案王案》）

【评议】本例不孕症，究其病因，归咎于"体质素虚，元海气怯，奇脉不固"。所以在治疗上，本着体病相关的理论，突出补元健体，处方用药以温暖肾脏、养血益精为主，俾元海充盈，体质强健，自可摄精受孕矣。

瘦人之病虑涸其阴两案

龚六十　暑必挟湿，二者皆伤气分，从鼻吸而受，必先犯肺，乃上焦病，治法以辛凉微苦，气分上焦廓清则愈，惜乎专以陶书六经看病，仍是与风寒先表后里之药，致邪之在上，漫延结锢，四十余日不解，非初受六经，不须再辨其谬，《经》云：病自上受者治其上，援引经义以论治病，非邪僻也。宗河间法。

杏仁　瓜蒌皮　半夏　姜汁　白蔻仁　石膏　知母　竹沥

秋露水煎。

又　脉神颇安，昨午发疹，先有寒战，盖此病起于湿热，当此无汗，肌腠气窒，至肤间皮脱如麸，犹未能全泄其邪，风疹再发，乃湿因战栗为解，一月以来病魔，而肌无膏泽，瘦削枯槁。古谓瘦人之病，虑涸其阴，阴液不充，补之以味。然腥膻浊味，徒助上焦热痰，无益培阴养液，况宿滞未去，肠胃气尚窒钝，必淡薄调理，上气清爽，痰热不至复聚，从来三时热病，怕反复于病后之复，当此九仞①，幸加意留神为上。

玄参心　细生地　银花　知母　生甘草　川贝　丹皮　橘红_{盐水炒}

竹沥

此煎药方，只用二剂可停。未大便时，用地冬汁膏，大便后，可用三才汤。(《临证指南医案》)

项　初病舌赤神烦，产后阴亏，暑热易深入，此亟清营热，所谓瘦人虑虚其阴。_{暑伤营阴}

竹叶　细生地　银花　麦冬　玄参　连翘 (《临证指南医案》)

【评议】叶天士是清代温病学派四大家之一，辨治温病颇重体质，立论精当，切合实用。诚如叶氏所言："平素体质，不可不论。"案1初诊，见病医病，而忽略了体质，看似对症却变症迭起。同属病起肺卫，药后证型各异，究其原因，乃由体质状态所致。"古谓瘦人之病，虑涸其阴，阴液不充，补之以味"，此时一味腥膻浑浊，易成阳亡阴竭之虞，犹养虎遗患也。叶氏用药重视素体因素，阴虚之体，感受温病，治疗"须要顾其津液"，法

---

① 九仞（rèn 认）：六十三尺，一说七十二尺。常用以形容极高或极深。

亦"清凉到十分之七八",治疗务须适可而止,不得过剂。案2,叶天士在《温热论》中提到:"再妇人病温与男子同,但多胎前产后,以及经水适来适断。"指明妇女在特殊时期受到温热邪气的侵袭,治疗时要特别考虑并兼护到妇女本身的特殊情况。此患瘦人加之产后,体内空虚之处较多,虚处受邪则难治,故用药清中有补,祛邪不伤正,照护阴津体虚。

阴虚之体感受暑湿治案

杨二八　暑热必挟湿,吸气而受,先伤于上。故仲景伤寒,先分六经,河间温热,须究三焦。大凡暑热伤气,湿着阻气,肺主一身周行之气,位高,为手太阴经。据述病样,面赤足冷,上脘痞塞,其为上焦受病显著,缘平素善饮,胃中湿热久伏,辛温燥烈,不但肺病不合,而胃中湿热,得燥热锢闭,下利稀水即协热下利。故黄连苦寒,每进必利甚者,苦寒以胜其辛热药味尚留于胃底也。然与初受之肺邪无当,此石膏辛寒,辛先入肺,知母为味清凉,为肺之母气,然不明肺邪,徒曰生津,焉是至理? 昔孙真人未诊先问,最不误事。再据主家说及病起两旬,从无汗泄,《经》云暑当汗出勿止。气分窒塞日久,热侵入血中,咯痰带血,舌红赤,不甚渴饮,上焦不解,漫延中下,此皆急清三焦,是第一章旨,故热病之瘀热,留络而为遗毒,注腑肠而为洞利,便为束手无策,再论湿乃重浊之邪,热为熏蒸之气,热处湿中,蒸淫之气,上迫清窍,耳为失聪,不与少阳耳聋同例。青蒿减柴胡一等,亦是少阳本药,且大病如大敌,选药若选将,苟非慎重,鲜克有济。议三焦分清治,从河间法。初三日

飞滑石　生石膏　寒水石　大杏仁　炒黄竹茹　川通草　莹白金汁
金银花露

又　暮诊,诊脉后,腹胸肌腠,发现瘾疹,气分湿热。原有暗泄之

机，早间所谈，余邪遗热，必兼解毒者为此。下午进药后，诊脉较大于早晨，神识亦如前，但舌赤中心甚干燥，身体扪之，热甚于早间，此阴分亦被热气蒸伤，瘦人虑其液涸，然痰咯不清，养阴药无往而非腻滞，议得早进清膈一剂，而三焦热秽之蓄，当用紫雪丹二、三匙，藉其芳香宣窍逐秽，斯锢热可解，浊痰不黏，继此调理之方，清营分，滋胃汁，始可瞻顾。其宿垢欲去，犹在旬日之外，古人谓下不嫌迟，非臆说也。紫雪丹一钱六分。

知母　竹叶心　连翘心　炒川贝　竹沥　犀角　玄参　金汁　银花露

又　一剂后用。

竹叶心　知母　绿豆皮　玄参　鲜生地　金银花

又　一剂后，去银花、绿豆皮，加人参、麦冬。

又　初十申刻诊，经月时邪，脉形小数，小为病退，数为余热，故皮腠麸蜕，气血有流行之义，思食欲餐，胃中有醒豁之机，皆佳兆也。第舌赤而中心黄苔，热蒸既久，胃津阴液俱伤，致咽物咽中若阻，溺溲尿管犹痛，咯痰厚厚，宿垢未下。若急遽攻夺，恐真阴更涸矣。此存阴为主，而清腑兼之。故乱进食物，便是助热，惟清淡之味，与病不悖。自来热病，最怕食复劳复，举世共闻，非臆说也。

细生地　玄参心　知母　炒川贝　麦冬　地骨皮　银花露　竹沥

又　脉症如昨，仍议滋清阴分余热，佐清上脘热痰，照昨日方去地骨皮、银花露，加盐水炒橘红。（《临证指南医案》）

【评议】又是阴虚感温案。叶氏认为，温病辨证必须重视体质，论治也不能按常规立法处方。张景岳曰："当识因人因证之辨，盖人者本也，证者标也。证随人见，功败所由。故当以人为先，因证次之，若形体本实，则始终皆可治标，若形体原虚，则开手便当顾本。"是患阴虚之体，感受暑湿之邪，初起在气甘寒救津，热入心营则滋阴救津与利窍清心合法，后期甘寒濡润以善其后，可谓步步顾护阴液。纵观叶案，可见叶天士体病结合施治功夫娴熟，药证相配丝丝入扣，不愧是清代医界杰出的名流。

酒客中虚湿热治案

王　当年阳虚，浊饮上泛喘急，用真武汤丸而效。因平素嗜酒少谷，中虚湿聚，热蕴蒸痰，目黄龈血，未可为实热论治，议方用外台茯苓饮，减甘草佐以微苦，清渗理其湿热，以酒客忌甜故也。中虚湿热

茯苓四两　　人参二两　　苡仁四两　　枳实一两　　半夏二两　　广皮二两

金石斛八两，煮汁为丸。（《临证指南医案》）

【评议】古代医学家常将湿热体质称为"酒家""酒客""湿热者""酒客辈""素禀湿热"等。《本草衍义补遗》说酒是"湿中发热近于相火"。所以长期过量饮酒，加之肥甘厚腻，就会使人体生痰湿、阳热盛，酿成湿热。长此以往，就会使"湿热"蕴积于体内，从而形成湿热体质。

阴弱体质春病寒热咳嗽治案

毛　上年夏秋病伤，冬季不得复元，是春令地气阳升，寒热咳嗽。乃阴弱体质，不耐升泄所致，徒谓风伤，是不知阴阳之义。

北参　　炒麦冬　　炙甘草　　白粳米　　南枣（《临证指南医案》）

【评议】患者去年夏秋伤病，今春又感春温之邪，加之其体为阴虚之质，而发寒热咳嗽之病，病机乃阴虚发热，故治疗直补其阴液，不宜用升泄而更伤其阴。

平素体虚久病咳嗽治案

吴妪　病去五六，当调寝食于医药之先。此平素体质，不可不论，自来纳谷恒少，大便三日一行，胃气最薄，而滋腻味厚药慎商。从来久病，后天脾胃为要，咳嗽久非客症，治脾胃者，土旺以生金，不必穷究其嗽。

人参　鲜莲子　新会皮　茯神　炒麦冬　生谷芽（《临证指南医案》）

【评议】此患者体质平素虚弱，饮食、大便均欠佳，而又患久咳，更伤及中焦脾胃之气，故治疗以补气健运脾胃为主。盖脾胃为后天之本，气血生化之源，久病多损伤脾胃，驯致元气不足，抗病力弱，调理脾胃在所必需。案谓"从来久病，后天脾胃为要"，良有以也。

阳虚体质上实下虚咳喘治案

徐四二　色痿膝疏，阳虚体质，平昔喜进膏粱，上焦易壅，中宫少运，厚味凝聚蒸痰，频年咳嗽。但内伤失和，薄味自可清肃。医用皂荚搜攒，肺伤气泄，喷涕不已，而沉锢胶浊，仍处胸背募俞之间。玉屏风散之固卫，六君子汤之健脾理痰，多是守剂，不令宣通。独小青龙汤，彻饮以就太阳，初服喘缓，得宣通之意。夫太阳但开，所欠通补阳明一段工夫，不得其阖，暂开复痹矣。且喘病之因，在肺为实，在肾为虚。此病细诊色脉，是上实下虚，以致耳聋鸣响。治下之法，壮水源以熄内风为主，而胸次清阳少旋，浊痰阻气妨食，于卧时继以清肃上中二焦，小剂守常，调理百日图功。至于接应世务，自宜节省，勿在药理中也。肾气不纳

熟地砂仁制　萸肉　龟甲心　阿胶　牛膝　茯苓　远志　五味　磁石

蜜丸，早服，卧时另服威喜丸，竹沥姜汁泛丸。(《临证指南医案》)

【评议】患者为阳虚体质，平时喜食膏粱厚味之品，酿痰为患而致咳喘，前医用祛痰、固表、健脾、发表等法皆不得治。叶氏辨为肺实肾虚之上实下虚证，治下用壮水之法，并加主治肾阳虚愈之威喜丸，治上以清肃为重，体病兼治，标本结合，并用小剂长服蜜丸以图功。

素体阳虚湿注自利治案

陆　湿热内蕴，中焦痞结，阳气素虚体质，湿注自利不爽，神识昏乱，将变柔痓。

炒半夏　人参　枳实　川连　干姜　黄芩　姜汁(《临证指南医案》)

【评议】患者阳虚体质，又感湿热之邪困阻中焦，乃本虚标实之证。治疗急用辛开苦降之法分消湿热，参以人参、干姜温补阳气以顾体质，谨防变生他疾。辨体辨证结合施治，跃然纸上。

湿热体质罹患痿躄治案

李四九　痿躄在下，肝肾病多，但素饮必有湿热，热瘀湿滞，气血不行，筋缩，肌肉不仁，体质重着难移，无非湿邪之深沉也，若论阳虚，不该大发疮痍，但久病非速攻，莫计效迟，方可愈疾。

细生地　咸苁蓉　当归须　牛膝　黄柏　生刺蒺　川斛　草薢(《临证指南医案》)

【评议】体质的形成，与饮食习惯有一定的关系。本案"素饮必有湿热"，指出了患者系嗜酒而引起"湿热体质"，其痿躄的发病，自然与其体质因素密切相关，故治疗一方面滋养肝肾之阴，如生地、苁蓉、牛膝、石斛等；一方面祛除湿热之邪，如黄柏、革薢等；并佐以辛温之品以行气活血，如蒺藜、当归等。三法共进，体病兼治，可望取效。

阴虚体质风阳上升头痛治案

朱五四 头痛神烦，忽然而至，五行之速，莫如风火，然有虚实内外之因，非徒发散苦寒为事矣，如向有肝病，目疾丧明，是阴气久伤体质，今厥阴风木司天，春深发泄，阳气暴张，即外感而论，正《内经》冬不藏精，春必病温，育阴可使热清，大忌发散。盖阴根久伤，表之再伤，阳劫津液，仲景谓一逆尚引日，再逆促命期矣。余前主阿胶鸡子黄汤，佐地冬壮水，芍甘培土，亟和其厥阳冲逆之威，咸味入阴，甘缓其急，与《内经》肝病三法恰合，今已入夏三日，虚阳倏上，烦躁头痛，当大滋肾母，以苏肝子，补胃阴以杜木火乘侮，旬日不致反复，经月可望全好。肝肾阴虚风阳上升

人参 熟地 天冬 麦冬 龟胶 阿胶 北味 茯神（《临证指南医案》）

【评议】疾病可改变人的体质，如大病久病之后，可使原有的体质发生变化，使机体长期处于虚弱状态，呈现气虚体质、阳虚体质或阴虚体质。本例"向有肝病，目疾丧明，是阴气久伤体质"，从现代中医体质分类来说，当属"阴虚体质"。又外感风阳之邪，表里俱伤而致头痛。治疗以滋下焦肝肾之阴为主以调理体质，药用血肉有情之品以壮水之主，配以滋养肺胃之阴，防止肝火乘胃侮肺。药证相合，旬日即有好转，经月可望痊愈。

木火体质厥阳升腾治案

梁　木火体质，复加郁勃，肝阴愈耗，厥阳升腾，头晕目眩心悸，养肝熄风，一定至理，近日知饥少纳，漾漾欲呕，胃逆不降故也，先当泄木安胃为主。泄肝安胃

桑叶一钱　钩藤三钱　远志三分　石菖蒲三分　半夏曲一钱　广皮白一钱半　金斛一钱半　茯苓三钱

又　左脉弦，气撑至咽，心中愦愦，不知何由，乃阴耗阳亢之象，议养肝之体，清肝之用。

九孔石决明一具　钩藤一两　橘红一钱　抱木茯神三钱　鲜生地三钱　羚羊角八分　桑叶一钱半　黄甘菊一钱（《临证指南医案》）

【评议】患者系"木火体质"，平素暗耗肝阴，阴不敛阳致眩晕、心悸等症，肝气犯胃致胃气不降则呕，治则以平抑肝阳为先，佐以降气和胃。二诊则加平肝、清肝、泄肝及养肝阴之药，以清热息风，防止肝阳化风，变生他疾。

阴虚体质外感风温咳嗽治案

陆二三　阴虚体质，风温咳嗽，苦辛开泄肺气加病，今舌咽干燥，思得凉饮，药劫胃津，无以上供，先以甘凉，令其胃喜，仿经义虚则补其母。

桑叶　玉竹　生甘草　麦冬元米炒　白沙参　蔗浆（《临证指南医案》）

【评议】患者阴虚体质，又外感风温之邪，前医误用辛苦发表泄肺之品更伤阴液，致使肺胃阴伤而舌咽干燥，治用甘凉滋润之品以养肺胃之阴，

体病兼顾，恰到好处。

体质血虚外感风温先治标病案

秦六三 体质血虚，风温上受，滋清不应，气分燥也，议清其上。风温化燥热

石膏 生甘草 薄荷 桑叶 杏仁 连翘

又 照前方去连翘、薄荷，加陈蒌皮、郁金、栀皮。（《临证指南医案》）

【评议】患者血虚体质，感风温之邪后入里化燥，治则以辛润之品轻清上焦风热，并佐以清气分之品，以祛气分热邪。既曰"血虚体质"，为何未用补血之药？谅是患系急性热病，因血为有形之物，不能速生，先治其标，俟邪去病安，再调理体质可也。

新感引动伏邪兼参体质治案

张 病几一月，犹然耳聋，神识不慧，嗽甚痰黏，呼吸喉间有音。此非伤寒暴感，皆夏秋间暑湿热气内郁，新凉引动内伏之邪，当以轻剂清解三焦，奈何医者不晓伏气为病，但以发散消食寒凉清火为事，致胃汁消亡，真阴尽烁。舌边赤，齿板燥裂血，邪留营中，有内闭瘛疭厥逆之变，况右脉小数，左脉涩弱，热固在里，当此阴伤日久，下之再犯亡阴之戒。从来头面，都是清窍，既为邪蒙，精华气血不肯流行，诸窍失司聪明矣，此轻清清解，断断然也，议清上焦气血之壅为先，不投重剂苦寒，正仿古人肥人之病，虑虚其阳耳。

连翘心　玄参　犀角　郁金　橘红_{蜜水炒}　黑栀皮　川贝　鲜菖蒲根

加竹沥

又　昨进清上焦法，诸症虽然略减，而神识犹未清爽，总由病久阴液内耗，阳津外伤，聪明智慧之气，俱被浊气蒙蔽，所以子后午前稍清，他时皆不清明，以阳盛时，人身应之也，拟进局方至宝丹，藉其芳香，足以护阳逐邪，庶无内闭外脱之虞。

至宝丹每服三分，灯心、嫩竹叶汤送。

又　脉右缓大，左弱，面垢色已减，痰嗽不爽。良由胃中津液，为辛散温燥所伤，心营肺卫，悉受热焰蒸迫，致神呆喘急耳聋，清阳阻痹，九窍不利。首方宣解气血，继方芳香通窍，无形令其转旋，三焦自有专司，岂与俗医但晓邪滞攻击而已？今已获效，当与清养胃阴肺气，体素丰盛，阳弱不耐沉寒，然深秋冬交，天气降则上焦先受，试观霜露下垂，草木皆改容色，人在气交，法乎天地，兼参体质施治。

枇杷叶　炒黄川贝　橘红　郁金　茯苓　苡仁（《临证指南医案》）

【评议】患者形体肥胖，但素有内热伏邪，又外感暑湿之邪，内外合邪致使邪热内郁，前医误用发散、消食、寒凉、清火等剂伤及胃阴，邪入营中，恐有内闭瘛疭厥逆之变。叶氏急用轻清上焦治法，兼以祛气营之热，而不投苦寒重剂，盖因"肥人之病，虑虚其阳耳"。二诊患者仍神识不清，辨证为湿热浊邪蒙蔽心包，故治疗用至宝丹化浊开窍、清热解毒，并用灯心草、竹叶等引药归经。三诊患者好转，惟余邪仍在，气机不畅，故治疗用清热、祛湿、化痰等法辨证施治。至于"兼参体质施治"，当指祛湿化痰治法，以肥人多痰湿故也。

体质本怯湿热伤于气分治案

徐_{十四}　长夏湿热令行，肢起脓窠，烦倦不嗜食。此体质本怯，而湿与热邪，皆伤气分。当以注夏同参，用清暑益气法。

人参　白术　广皮　五味　麦冬　川连　黄柏　升麻　葛根　神曲
麦芽　谷芽

鲜荷叶汁泛丸。(《临证指南医案》)

【评议】患者气虚体质，长夏感受湿热之邪伤于气分。治疗一方面健脾益气以治本，一方面祛除湿热以治标。正邪兼顾，标本兼治，不失是辨体辨证论治相结合的典范。

阴虚体质暑入心营治案

程　暑久入营，夜寐不安，不饥微痞，阴虚体质，议理心营。暑入心营

鲜生地　玄参　川连　银花　连翘　丹参(《临证指南医案》)

【评议】患者阴虚体质，感暑热之邪，日久病已入营。治疗以清营分之热、养营分之阴为主，兼以用银花、连翘等药清气分热邪，有"透热转气"之意。

体质素薄肝肾阴伤而成骨痿治案

沈　时热，属上焦病，逾时自解，缘体质素薄，长夏坐蓐，不但肝肾阴伤，诸气皆为发泄，阴不主恋阳，冲脉上冲，而心热骨痿，总是阴亏不肯复元，久久延成损症。此与清润治肺之咳无预，法宜填补下焦，摄之固之，迎养秋收冬藏，胃纳有加，庶乎渐安。

鲜紫河车　人参　真秋石　茯神　水煮熟地　归身　五味　芡实

山药

生羖羊肉胶共河车胶，二共和丸。(《临证指南医案》)

【评议】患者体质素薄，加之产后气血较虚，肝肾阴伤，久而恐延劳损之病。故治疗宜气血双补，脾肾同滋，并用血肉有情之品和丸以缓缓图之。此乃体病兼治，而以补体为主的案例。

体质素虚热入血室治案

沈氏　温邪初发，经水即至，寒热耳聋，干呕，烦渴饮，见症已属热入血室，前医见咳嗽脉数舌白，为温邪在肺，用辛凉轻剂，而烦渴愈甚，拙见热深十三日不解，不独气分受病，况体质素虚，面色黯惨，恐其邪陷痉厥，三日前已经发痉，五液暗耗，内风掀旋，岂得视为渺小之恙，议用玉女煎两清气血邪热，仍有救阴之能。热邪内陷液伤发痉。

玉女煎加竹叶心，武火煎五分。

又　脉数，色黯，舌上转红，寒热消渴俱缓，前主两清气血，伏邪已得效验，大凡体质素虚，驱邪及半，必兼护养元气，仍佐清邪，腹痛便溏，和阴是急。

白芍　炙草　人参　炒麦冬　炒生地

又　脉右数左虚，临晚微寒热。

复脉汤去姜桂。(《临证指南医案》)

【评议】患者行经期间感受温邪，辨证应为热入血室证，前医误用辛凉解表之剂，致使邪热内陷。治疗急用玉女煎两清气血，兼有养阴之效。二诊邪气已去大半，加之患者体质素虚，故用补气养阴之品以护养正气，少佐清热凉血之品以祛余邪。三诊邪气大势已去，故用复脉汤（即炙甘草汤）去温阳行气之桂、姜，以养阴之品而善后。值得关注的是，案中"况体质素虚……恐其邪陷痉厥""大凡体质素虚，驱邪及半，必兼护养元气"云云，即反映了体质与疾病的传变、转归和治疗关系十分密切。

瘦人多火体质湿热下注而病淋浊治案

祝五四　中年以后，瘦人阴亏有热，饮酒，湿热下坠，精浊痔血，皆热走入阴，则阴不固摄，前方宗丹溪补阴丸，取其介属潜阳，苦味坚阴，若用固涩，必致病加。<small>精浊阴虚</small>

水制熟地　龟版胶　咸秋石　天冬　茯苓　黄柏　知母

猪脊筋捣丸。(《临证指南医案》)

【评议】患者属阴虚阳盛体质，加之饮酒助湿，湿热下注而致淋浊之病。治疗宜用滋阴降火法，兼以导湿外出。

水土禀质易病泄泻治案

某氏　脉沉缓，肌肉丰盛，是水土禀质，阳气少于营运，水谷聚湿，布及经络，下焦每有重着筋痛，食稍不运，便易泄泻，经水色淡，水湿交混。总以太阴脾脏调理，若不中窾①，恐防胀病。

人参　茯苓　白术　炙草　广皮　羌活　独活　防风　泽泻(《临证指南医案》)

【评议】患者体态肌肉丰盛，肥人多湿，水湿下注而患泄泻之病。治疗从健运中焦脾气为主，脾气健运则水湿自化，并加以祛风胜湿药和利水渗

---

① 窾（kuǎn）：空隙。

湿药，泽泻则又有"利小便以实大便"之意。

禀质不充而病损怯治案

范二一　父母弱症早丧，禀质不克充旺，年二十岁未娶，见病已是损怯，此寒热遇劳而发，即《内经》阳维脉衰，不司维续，护卫包举，下部无力，有形精血，不得充涵筋骨矣，且下元之损，必累八脉，此医药徒补无用。

鹿茸　杞子　归身　巴戟　沙苑　茯苓　舶茴香　羊肉胶丸（《临证指南医案》）

【评议】患者先天禀赋不足，又患虚劳之病，病因病机为下元虚损累及奇经八脉，治疗以补先天之肾为主，阴阳双补，并用血肉有情之品以补其精血。

禀赋怯弱而病痿证治案

万二七　诊脉数，左略大，右腰牵绊，足痿，五更盗汗即醒，有梦情欲则遗，自病半年，脊椎六七节骨形凸出，自述书斋坐卧受湿，若六淫致病，新邪自解，验色脉推病，是先天禀赋原怯，未经充旺，肝血肾精受戕，致奇经中乏运用之力，乃筋骨间病，内应精血之损伤也。

人参一钱　鹿茸二钱　杞子炒黑，三钱　当归一钱　舶茴香炒黑，一钱　紫衣胡桃肉二枚　生雄羊内肾二枚

夫精血皆有形，以草木无情之物为补益，声气必不相应，桂、附刚愎，气质雄烈，精血主脏，脏体属阴，刚则愈劫脂矣。至于丹溪虎潜法，潜阳

坚阴，用知、柏苦寒沉着，未通奇脉。余以柔剂阳药，通奇脉不滞，且血肉有情，栽培身内之精血，但王道无近功，多用自有益。(《临证指南医案》)

【评议】患者先天禀赋不足，下焦肝肾精血虚损而病痿证，治疗用血肉有情之品补其肝肾精血，分明着重于体质调补。

木火体质复受湿热便血治案

某 脉右数，形色苍黑，体质多热，复受长夏湿热内蒸，水谷气壅，血从便下，法以苦寒，佐以辛温，薄味经月，可冀病愈。

茅术 川连 黄芩 厚朴 地榆 槐米 (《临证指南医案》)

【评议】形色苍黑，多见于木火体质。患者阳盛体质，又感长夏湿热之邪，积于肠内则便血。治疗以苦寒之品清泄湿热，而地榆、槐米又有止血之效。

阳虚体质湿郁化热而成肠红治案

程 年前痰饮哮喘，不得安卧，以辛温通阳劫饮而愈，知脾阳内弱，运动失职，水谷气蒸，饮邪由湿而成，湿属阴，久郁化热，热入络，血必自下，但体质仍属阳虚，凡肠红成方，每多苦寒，若脏连之类，于体未合，毋欲速也。

生於术 茯苓 泽泻 地榆炭 桑叶 丹皮 (《临证指南医案》)

【评议】患者阳虚体质，脾阳不足，感受湿邪日久化热后出现便血之症，故治疗以健脾淡渗利湿为主，另加凉血止血之品。因其为阳虚体质，故不用苦寒之属以防更伤其阳。

阳虚体质清阳下陷而病泄泻肠血治案

某　阳虚体质，食入不化，饮酒厚味即泻，而肠血未止，盖阳微健运失职，酒食气蒸湿聚，脾阳清阳日陷矣，当从谦甫先生法。中虚湿下陷

人参二钱半　干姜二钱半，煨　附子三钱　茅术五钱　升麻三钱　白术二钱半　厚朴二钱半　茯神二钱半　广皮二钱半　炙草二钱半　归身一钱半　白芍一钱半　葛根二钱半　益智一钱半　地榆三钱半　神曲一钱半

上药各制，姜枣汤丸。（《临证指南医案》）

【评议】患者素体脾阳虚弱，加之饮酒并食厚味之品，出现便血、泄泻之症，辨证为脾虚清阳下陷证，治法以罗天益（即罗谦甫）补气健脾升阳为主，并加以温阳、燥湿、止血等法以标本同治。

阴虚体质梦泄治案

马二二　阴虚体质，常有梦泄之疾，养阴佐以涩剂，仍参入通药可效。

六味去丹泽，加湖莲、芡实、五味、远志、秋石，金樱膏丸。（《临证指南医案》）

【评议】患者素体阴虚，致相火妄动，而成梦遗之疾。治用滋肾阴以治其本，并佐以收涩药以治其标，服膏丸剂以图缓治之效。

青囊斑龙丸治阳虚体质劳怯案

孙四二　形躯丰溢，脉来微小，乃阳气不足体质，理烦治剧，曲运神机，都是伤阳之助，温养有情，栽培生气，即古圣春夏养阳，不与逐邪攻病同例，用青囊斑龙丸。（《临证指南医案》）

【评议】患者形体丰溢，脉微小，是为阳虚体质的表现。若用祛除实邪之法则更伤阳气，故用青囊斑龙丸（方剂组成为鹿角胶、鹿角霜、柏子仁、菟丝子、熟地、茯苓、补骨脂）等温养有情之品以培补元气。

阴虚体质感受温邪误治致内损治案

杨二四　形瘦色苍，体质偏热，而五液不充。冬月温暖，真气少藏，其少阴肾脏，先已习习风生，乃阳动之化，不以育阴驱热以却温气，泛泛乎辛散，为暴感风寒之治；过辛泄肺，肺气散，斯咳不已；苦味沉降，胃口戕，而肾关伤，致食减气怯，行动数武，气欲喘急，封藏纳固之司渐失，内损显然，非见病攻病矣。静养百日，犹冀其安。阴虚感温邪

麦冬米拌炒　甜沙参　生甘草　南枣肉

冲入青蔗浆一杯。（《临证指南医案》）

【评议】患者形体消瘦，属阴虚阳盛之木火体质，冬月又感温邪而致咳嗽。前医过用辛散、苦降之药，过辛之品使肺气伤、过苦之品使胃气戕，而又累及肾，故出现食减、气怯、喘急等内损之症。治疗用滋补肺胃之阴法，以达"育阴驱热却温气"之效，并嘱其静养，以冀病安。

体质阳微湿阻气分欲作痞结治案

邱　脉濡而缓，不饥不食，时令之湿，与水谷相并，气阻不行，欲作痞结，但体质阳微，开泄宜轻。<small>湿阻气分</small>

炒半夏　茯苓　杏仁　郁金　橘红　白蔻仁（《临证指南医案》）

【评议】患者外感时令之湿，与内生水谷之滞相合而致痞证，治疗当以辛开气分之法。因虑其为阳虚体质，故宜以轻开之品，未可用重药以更伤其阳气。

肥人阳虚邪伏不食治案

蔡妪　凡论病，先论体质形色脉象，以病乃外加于身也。夫肌肉柔白属气虚，外似丰溢，里真大怯。盖阳虚之体，为多湿多痰。肌疏汗淋，唇舌俱白，干呕胸痞，烦渴引饮，由乎脾胃之阳伤触，邪得僭踞于中，留蓄不解，正衰邪炽。试以脉之短涩无神论之，阳衰邪伏显然，况寒凉不能攻热，清邪便是伤及胃阳之药。今杳不纳谷，大便渐稀，若不急和胃气，无成法可遵，所谓肥人之病，虑虚其阳。参拟一方，仍候明眼采择。<small>胃阳虚邪伏不食</small>

人参　半夏　生於术　枳实　茯苓　生姜（《临证指南医案》）

【评议】患者形体肥胖，属阳虚体质，中焦阳气虚弱则运化无权，水湿痰饮内聚则致呕吐、胸痞。治疗一方面补益中焦之脾气，一方面祛除中焦之水饮。处方含四君子汤、小半夏加茯苓汤、枳术汤等意，共奏补益脾气、和胃降逆、蠲饮除痞之效。本案论体质与发病和治疗的关系，堪称头头是道，值得细玩。

木火体质而病泄泻治案

朱三四　形瘦尖长，木火体质，自上年泄泻，累用脾胃药不效。此阴水素亏，酒食水谷之湿下坠，阴弱不能包涵所致。宜苦味坚阴，淡渗胜湿。

炒川连　炒黄柏　厚朴　广皮白　茯苓　猪苓　泽泻　炒楂肉（《临证指南医案》）

【评议】患者形体消瘦，系"木火体质"，泄泻治从脾胃不效已一年余，叶氏诊为湿盛之证，故治疗以淡渗利湿为主，并加苦寒之品以防其有湿郁化热之弊。此为治标之法，待湿邪除尽后再考虑养阴及调理体质等法以治其本。

体质阳薄大便溏泄治案

某二十　色白，脉软，体质阳薄，入春汗泄，神力疲倦，大便溏泄不爽。皆脾阳困顿，不克胜举，无以鼓动生生阳气耳。刻下姑与和中为先。脾阳虚

益智仁八分　广皮一钱　姜灰七分　茯苓三钱　生谷芽三钱（《临证指南医案》）

【评议】患者阳虚体质，春季汗泄、乏力、大便溏泄皆为脾阳不足之征，故治疗以健脾助运为主，并兼以益智仁、干姜等温阳之品以顾其阳虚之体。

木火体质而病咳血金水同治案

某五十　脉数咳血，曾咯腥痰若作肺痈，体质木火，因烦劳阳升逼肺，肺热不能生水，阴愈亏而阳愈炽，故血由阳而出也，当金水同治为主。

熟地四两　生地二两　天冬二两　麦冬二两　茯神二两　龟版三两　海参胶二两　淡菜胶二两　川斛膏四两　女贞一两半　北沙参二两　旱莲草一两半

胶膏丸。(《临证指南医案》)

【评议】患者为"木火体质"，阴虚阳升、邪热犯肺而致咳血之病，治疗直补肺肾之阴以调整体质为务，将药物熬膏服用，以图缓治之意。

禀赋薄弱阴虚内热经闭欲作干血劳治案

吴江十六　天癸尚未至，肉瘦形悴，呛嗽，着枕更剧，暮夜内外皆热，天明微汗热减，痰出或稠或稀，咽中总不爽利。此先天禀赋之薄，稍长真阴不旺，阴虚则生内热。怡悦勿事针黹[①]，必俟经来可得热除。不然，即世俗所称干血劳怯。

复脉法去麻仁。(《叶氏医案存真》)

【评议】干血痨一般是指血枯经闭的疾病，多因先天禀赋薄弱所致。本例肉瘦形悴，天癸十六岁未至，呛嗽，暮热，阴虚劳怯显然，其病源当归咎于先天真阴不足，故用大补气阴的复脉法，以调补体质为主。

---

① 黹（zhǐ 纸）：刺绣。

凭脉辨体案

李三十二岁　喜寒为实，喜暖为虚。冲气逆干则呛，黏涎着于喉间，是肾精内怯，气不摄固于下元矣。肾脏水中有火，是为生气，当此壮年，脉细不附骨，其禀质之薄显然。

紫河车　紫衣胡桃　五味子　云茯苓　枸杞　人参　沙苑　黄柏盐水炒
秋石

捣丸。（《叶天士晚年方案真本》）

【评议】凭脉辨体，古代文献多有记述，如《诊家索隐》强调诊脉"必当问其平素之脉若何，庶几无误。良以人生斯世，体质不齐，性情个别，脏腑有柔脆，经络有厚薄，不可一例求也"。本案凭"脉细不附骨"，断为"禀质之薄"，即是其例。

禀质阴虚阳亢而病痨瘵治案

王　禀质阳亢阴虚，频年客途粤土。南方地薄，阳气升泄，失血咳嗽形寒，火升盗汗，皆是阴损阳不内入交偶。医见嗽治肺，必延绵入凶。

熟地　芡实　五味　茯神　建莲　炒山药（《叶天士晚年方案真本》）

【评议】本例颇似"虚痨"或"痨瘵"，究其发病，与"禀质阳亢阴虚"不无关系，现代《中医体质分类与判定》中也有提示：阴虚质的发病倾向"易患虚劳"。

瘦人暑热入营治案

钱四十七岁　瘦人暑热入营，疟来咳痰盈碗。平日饮酒之热蓄于肝胃，舌黄，渴饮。议用玉女煎。(《叶天士晚年方案真本》)

【评议】"肥人多痰湿，瘦人多火热"，患者为阴虚之体，加之素饮酒，辛热之品，耗伤精血，里热更甚，又感暑热之邪，内外相引，气血两燔。舌黄，渴饮，此乃少阴不足，阳明有余之证。故选用玉女煎滋肾阴、清胃火，取其轻而不重，凉而不温之义，其旨在壮水制火，清热与滋阴共进，虚实兼治，以治实为主，使胃热得清，肾水得补，则诸症可愈。

瘦人病瘅疟治案

陈同里，五十三岁　瘦人多燥，瘅疟，热气由四末乘至中焦，胃中津液，为热劫烁干枯，不饥不饱，五味不美，是胃阴伤也。

麦冬汁　人参　知母　生甘草(《叶天士晚年方案真本》)

【评议】"但热而不寒者，是谓瘅疟"。患者体瘦燥，阴虚火旺之体可知。阳亢阴枯，是以但热无寒。其热侵犯中焦，胃中津液因热劫而枯，急宜壮水固元，并用甘寒保阴存液，故选麦冬、人参、知母等药补肾水之虚，泻邪火之实，除燥热之甚，济胃中津液之衰，使道路散而不结，津液生而不枯，气血利而不涩，治病兼治体，则病日已矣。

纯阳之体脾胃内伤治案

马齐门，十五岁　纯阳之体，脉来濡，腹大按之不坚，脉象非阳。述食时不适意，郁伤在脾，法当辛温通补。

人参　厚朴　煨姜　益智　茯苓　煨木香（《叶天士晚年方案真本》）

【评议】患者年少，其气血生机甚捷，为纯阳之体，俗说："纯阳之体，有热无寒"，亦有"老年慎泻，少年慎补"之说。然本案患者由于饮食内伤而损伤脾胃，察体与诊脉均为虚证，治当辛温通补。由此案可知，治病应究其虚实，相其阴阳，观其神色，体证互参，当泻则泻，当补则补，立足全局，方可显效。

治病先明体质之宜忌例案

徐白马头，十八岁　非但经水不来，食下脘中即痛，是肝胆气热逆乘，致胃气亦逆。问大便渐溏，木侮土位，且形瘦内热，凡理气多属辛燥，明理，欲治病先理体质之宜忌。

白芍　炙甘草　新会皮　生谷芽　炒焦丹皮　炒桃仁　茯苓　楂肉
生香附　蓬术（《叶天士晚年方案真本》）

【评议】本案病证由肝气犯胃所致，本应投以疏肝理气之剂，然患者形瘦内热，为阴虚体质，若以理气之药治之，恐辛燥之剂伤阴劫液，而出现"坏病"或"变证"。因此，正如案中所说"欲治病先理体质之宜忌"，强调了辨病与辨体相结合的重要性，体现了治病重体质的整体观念。

阴虚火旺体质而病血证用滋阴凉血清火获效案

洞庭吴伦宗夫人，席翁士俊女也。向患血证，每发，余以清和之药调之，相安者数年。郡中名医有与席翁相好者，因他姓延请至山，适遇病发，邀之诊视，见余前方，谓翁曰：此阳虚失血，此公自命通博，乃阴阳不辨耶！立温补方加鹿茸二钱，连服六剂，血上冒，连吐十余碗，一身之血尽脱，脉微目闭，面青唇白，奄奄待毙，急延余治。余曰：今脏腑经络俱空，非可以轻剂治。亟以鲜生地十斤，绞汁煎浓，略加人参末，徐徐进之，历一昼夜尽生地汁，稍知人事，手足得展动，唇与面红白稍分，更进阿胶、三七诸养阴之品，调摄月余，血气渐复。夫血脱补阳，乃指大脱之后，阴尽而阳无所附，肢冷汗出，则先用参、附以回其阳，而后补其阴。或现种种虚寒之证，亦当气血兼补。岂有素体阴虚之人，又遇气升火旺之时，偶尔见红，反用大热升发之剂，以扰其阳而烁其阴乎！此乃道听途说之人，闻有此法，而不能深思其理，误人不浅也。(《洄溪医案》)

【评议】血证有虚、实、寒、热之不等，其病因、病机、病性常与体质有关。本例系阴虚体质，前医不察，误诊为"阳虚失血"而投温补之剂，以致病反增剧，当此"奄奄待毙"紧急关头，徐洄溪氏明察秋毫，当机立断为"素体阴虚之人，又遇气升火旺之时"，再加误用大热辛发之剂消烁其阴，于是乎有此重大逆变，遂用大剂滋阴凉血清火之品，使病情峰回路转，患者绝处逢生，若非医林翘楚，殊难有此杰作。

疟痢参合体质而治案

魏玉横曰：汪绍兄室人，年五十余，新秋患淋秘，小愈即勿药。初冬即自汗两日，遂寒热成胎疟，医略与消散不效。将半月，复增滞下，腹痛后重，日一二十行。因见其脉如蛛丝，声微气乏，疑属虚寒，乃用二陈汤、香、砂、苍、朴温胃燥脾之剂。十余日，舌苔尽黑，多汗不眠，遂辞去。诊之，脉果沉微，语殊轻怯，然小便热短，胸膈痞闷，疟则热多于寒，痢则红少于白。此伏气所发，陈莝郁积，大腑为病也。在《金匮》法宜下之，但其禀赋甚弱，三阴素亏，不可峻治。且前所服，类皆温燥，故令积滞不行，宜以润滑甘寒之品导之。用生地、杞子、麦冬、蒌仁、当归、木通、白芍、黄芩、枳壳、桔梗，数剂，觉去宿垢甚多，又数剂而痢止。疟仍间日一作，加痰嗽甚频，此肠胃既通，余热挟虚火上窜也。前方去枳壳、当归、木通，加沙参、熟地、地骨、首乌之属，十余剂，黑苔始尽，而寒热除。又数剂，痰嗽亦止。后因劳疟复作，用补中益气去人参，内熟地一两，一剂而愈。愈后，左关尺仍细弱，向若峻下，必生变矣。当病甚时，一专科与木香、白术、炮姜、补骨脂等，亦幸而未服。（《续名医类案》）

【评议】本案热积于内，陈莝郁滞，大腑为病，按常法当下之，但患者"禀赋甚弱，三阴素亏"，且病疟热多于寒，加之前服温燥之剂，阴液恐已大伤，若再用苦寒清热之峻药，或使阴伤更重，犯虚虚实实之误。医者察其体质，以润滑甘寒之品导之，处方滋阴与清热并用，并加入养血之品，果获良效。本案医者明察体质，不执陈法，其针对阴虚体质者"滋阴以除热，清热以存阴，保血以生津"的治疗思路，值得借鉴。

肥人气虚病喘用四君子汤加味获愈案

陈三农治一人，极言痰气作楚，喘急而不能食，遍体作痛。服清气化痰药，无异服水，何也？曰：岂止无益？反受害矣。肥人气居于表，中气必虚，脾弱不能胜湿，气虚不能健运，是以多痰而喘。以四君子加南星、

半夏，佐以姜汁，数剂而愈。(《续名医类案》)

【评议】喘之一证，究其病性，不外虚实之别。本案患者前作实喘治，服清气化痰药，未见转机，为未识得患者体质也。盖形盛气虚，假盛难掩其真虚之象，故后予四君加南星、半夏，寓消于补，药证相符，故数剂而愈。

体厚刚健而病不寐用大承气汤得安案

钱国宾治陕西喻少川，久以开毡店居杭，体厚刚健，偏嗜炙煿，性躁动肝气，年逾五旬，终夜不寐者六年，用痰火气血之药多矣。早晨诊候，寸关洪浮有力，若坚实之象，惟两尺脉大。熟思之，以脉论，肥人当沉，今六脉洪浮有力；以症论，上身怕热，足反畏冷；以药论，清补俱已尽服。《难经》曰：人之安睡，神归心，魄归肺，魂归肝，意归脾，志藏肾，五脏各安其位而寝。且夜属阴主静，日属阳主动，阴阳和平，安然瘟寐。此六年不睡，乃阳亢症也，当大泄其阳，使阴气渐复，则寐矣。用大承气汤加大黄二两，泄十余行，其人昏倦，睡数日方醒，进以粥食愈。(《续名医类案》)

【评议】不寐一证，病因繁多，治法多端。本案患者六年不寐，予大承气汤加大黄二两大泄其阳，而获痊愈，确属不可多见的奇案。《伤寒论》大承气汤主要为燥屎、便闭而设，吴昆《医方考》将大承气汤的适应证归纳为"痞、满、燥、实、坚全俱者"，本案中未言及患者有上述诸症，钱氏大胆突破"套路"，毅然决然投以大承气汤，旨在釜底抽薪，俾上冲之阳热随大便而泄，不再上扰心神，则寐自安矣。此番活用，着实醒人耳目。但大承气汤毕竟寒下峻剂，钱氏大胆施用，当是见患者体厚刚健，可耐药性之刚猛，若是禀赋不足、年老体衰者，则未可与之。

加味四物汤治愈木火体质坐不能起案

张三锡治一苍瘦人,每坐辄不能起,左脉微弱,右关寸独弦急无力,因酒色太过所致。用丹溪加味四物汤,不二十剂愈。后服鹿角胶调理。(《续名医类案》)

【评议】《端本堂考正脉镜》有曰:"弦,阳中之阴也,木也,为病在肝……弦而有力为肝有余,无力为血不足。"此案患者色苍形瘦,按《内经》体质分类,当属木形之体。症见坐不能起,左脉微弱,右关寸独弦急无力,肝脏阴血亏虚显然,得之酒色过度。张氏以丹溪加味四物汤治之而愈。考加味四物汤由当归、川芎、芍药、熟地、桃仁、牛膝、陈皮、茯苓、甘草、白芷、龙胆草组成,功能养血柔肝,清泄木火,与本例的体病恰合,故获良效。

体病兼治中风案

朱丹溪治一肥人,忧思气郁,右手瘫,口喝,与补中益气汤。有痰加半夏、竹沥、姜汁,煎服。程云来曰:里中一老医,右手足废,不能起于床者二年矣。忽遇诸涂,询之曰:吾之病几危,始服顺气行痰之剂了无应,薄暮则神志辄昏,度不可支,令家人煎进十全大补汤,即觉清明,遂日服之,浃数月能杖而起,无何则又能舍杖而步矣。《经》云,邪之所凑,其气必虚。吾治其虚,不理其邪,而邪自去,吾所以获全也。余曰:有是哉?使进顺气疏风之剂不辍者,墓木拱矣。然此犹拘于成方,不能因病变通,随时消息,故奏功稍迟。使吾为之,当不止是也。(程云来《医眼厄言》)

据程说只用大剂人参，有痰者宜竹沥，少加姜汁佐之。其用四物、二陈、胆星、天麻者大谬。（《续名医类案》）

【评议】盖古今医家对肥人痰湿体质均有论述和认识，然而明确提出"痰湿体质"这个概念，则是朱丹溪《格致余论》："肥白人多痰湿"。其对发病尤其是中风病发病的认识，很有指导意义。从体质角度来分析肥人的体质特点，前贤有"肥人多气虚""肥人多痰湿"的论述。本案中朱丹溪治一肥人病中风手瘫口㖞，即是以体病相关的观点予以治疗，处方中补中益气汤补益中气，加半夏、竹沥、姜汁化痰祛湿，切中肥人病中风的病理症结。

泻青丸治疗小儿目赤口疮得之胎热并纯阳之体案

一儿，生下便有目赤口疮之症，自是头常热，山根青筋横截，痰甚多。曰：此胎热，其治在肝。小儿者，纯阳之体，头者，诸阳之会。肝为乙木，旺于春，乃少阳生发之气也。《经》云：春气者病在头，故头常热也。肝之色青，故青筋浮露也。肝常有余，不治恐发惊风。乃用泻青丸，去大黄加黄芩为末，蜜丸服之，遂头凉筋隐，病亦少矣。（《续名医类案》）

【评议】胎孕之时，胎儿寄居母腹，与母一脉相承，《格致余论》尝谓："儿之在胎，与母同体，得热则俱热，得寒则俱寒，病则俱病，安则俱安，母之饮食起居，尤当慎密，不可不知也。"《幼科全书》曰："凡小儿出生后，或月内，或百日，痰多气喘，目闭眼赤眵泪，遍身壮热，小便赤涩，大便不通，时复惊烦，此胎热也。"本例患儿，出生便目赤，口疮，头热，筋横，痰多，一派肝火郁热征象，既与胎热密切相关，同时也与小儿体质特点不无关系。盖小儿为"纯阳之体"（钱乙语），"肝常有余"，因此其发病常出现热盛动风症状，故治疗需体病结合。泻青丸出《小儿药证直诀》，由当归、川芎、栀子、冰片、大黄、羌活、防风组成，功能清肝泻火。考虑患儿非壮实之体，故以黄芩易大黄，服后头凉筋隐，病亦少矣。

暗经关乎冲脉与人之禀赋治案

钱国宾云：余游兰溪，时逢端阳，友人宴于花园，谈及邑中篾匠孙二之妻，年三十生四子一女，自来无经。余以戏言，未信。适妇货篮至，客皆笑曰：此妇是也。余即问之，妇云：不知经为何物。夫妇人经候，经者常也；候者，候一月之阴阳也。若潮候应乎天时，真气相与流通，所以女子二七天癸至，月水如期。凡女人受孕经止者，平日所生气血，以养积而为经。血热则经早，血少则经迟。血盛则七七仍经，血衰则五七外经止。受孕则所生气血，皆以养胎。胎生血上为乳，乳止血下为经。元门采真，返经为乳两说，则经乳一耳。经本于肾，旺于冲任二脉。冲为血海，任为胞胎。此妇无经者，乃冲脉与人禀赋不同，任脉与人乳子则一样。《素问》曰：人之心偏，则作事不定。人之下眼眶窄，则胆小。五脏各有禀赋外候，以此理推自明。（尝观书云：人之道根深厚者，其元关坚固，男子则不易输泄，女子则月事不行。此皆久修苦炼之徒，功行未成，复生人道，而仗宿世修养之力，故禀赋之厚，不与常人同。此说最为有理。钱公反复说，究未指明其所以然，殊为可笑。）（《续名医类案》）

【评议】女子一生不行经而能受孕者中医称为"暗经"。如《医宗金鉴·妇科心法要诀》曰："一年一至为避年，一生不至孕暗经。"认为此所禀之不同，而亦非病，不须治也。本例"自来无经"，而能"生四子一女"，究其原因，医者断言其"乃冲脉与人禀赋不同"。禀赋者，先天因素是也。特指禀受父母亲等上代直系亲属所带来的因素。的确，先天因素是形成人体体质的最主要因素之一，这在特禀体质（过敏体质）形成中最为明显。

麻疹逆顺与治疗和体质相关案

　　高士宗长男六岁，次男三岁，于元旦次日发热见疹，即用以清解透发之剂，次日略增十数点，究不畅。心以长男七月而生，先天怯弱，问其胸腹宽否？曰：饥甚。口味何如？曰：淡甚。因知其虚，遂投芪、术、参、草、桂枝、红花一二剂。次日透发遍身，热稍退，而性情犹烦躁，夜发热，频咳嗽，至一月而安。由见点之初，过服表剂，虚其经脉故也。（由此成疳劳者多矣）次男幼稚，致问不能，以上冬痰喘，服麻、杏、桂枝、石膏一剂而愈，谓其禀质略强，知其疹必不寒凝毒甚。因其苏、麻、前、杏、黄芩、石膏药，（大错）红点不增，又与紫苏、葱、姜、芫荽等温之熨之，疹总不出。（所谓不知经候，混攻混表是也）同道俱云：舍透法，并无别法。（如此等药，岂但透发而已）至五六日，吐蛔。或曰：此热极生虫，可服牛黄散，牛黄散即大黄末也。一服而痰喘止，神气稍平，却自是不能言矣。计无所施，针百会穴开其痦门，服牛黄分许，及诸单方。观其形症，（急则乱投药饵）实不能生。友人张卫生曰：此大虚大寒症也，今既无言，又不能食，恐无济矣。勉投参、附，究无挽回。《经》云：一逆尚引日，再逆促命期。为医者可不鉴诸？汪氏子出痦已三日，服前胡、杏仁、麻黄、石膏药一二剂，疹出二十余点，不能再增，心胸烦闷，乞高诊。高曰：若再攻发则败矣。急与芎、归、芪、术、桂、苓、红花一剂，而热退身安。凡治疹，调其气血，和其经络，寒凉攻发，概致不用，则屡试屡效也。（亦非定论，盖鉴前车而矫枉过正也）（《续名医类案》）

　　【评议】中医对于"麻疹"的诊治积累了丰富的经验，强调麻疹的轻重与禀赋分不开。朱丹山《麻症集成》曰："小儿气血和平，素无它病，其发也身热和缓，汗出微微，神气清爽，二便匀调，见点容易透彻，散没不疾不徐，此轻症也。若禀赋不足，素有风寒积滞，其来也大热无汗，烦躁口渴，肺气不清，便闭尿涩，见点不易透彻，散没过疾过速，为逆候。"本案两患儿虽同为麻疹，但长男先天怯弱，次男禀质略强，故发病过程及治疗方案即完全不同，可见在其诊治过程中，依据疹色分布、神气等情况确定吉凶顺逆固然重要，禀赋也往往是出现发疹困难或中途内陷之异常症状的关键因素，所谓体病相关是也。

先天不足患腿痈治案

冯楚瞻治张氏子，年十三，忽患腿痈。外科云：势难消散，出脓得两月收功。视其体浮胖，色㿠白，知为先天不足矣。再诊其脉，六部沉细而微，复视其肿，则右腿为甚，色白而冰冷。《经》曰：血气不和，留结为痈。今但使血气和而无留结，痈何由成？与八味汤加牛膝、杜仲各二钱，食前服之，一剂腿温，痛减半，三四帖全瘳。（《续名医类案》）

【评议】外痈是以局部红、肿、烧灼疼痛为特征的一种急性感染性病证，痈的病名首见于《内经》，因其发病部位不同，命名也不同，按部位可分为颈痈、腋痈、脐痈、臀痈、悬痈、腿痈、腹痈等。痈的转归和预后，与患者体质关系十分密切。本例患儿六脉沉细而微，其肿色白而冰冷，分明为先天不足之象，若贸然用消散之剂，势必偾事。医者冯氏深知体病相关之理，投以八味汤温补之剂，竟获捷效。本案值得细读。

嗜酒湿热体质发黄疸用攻下法得安案

张子和治岳八郎，常日嗜酒，偶大饮醉，吐血，近一年身黄如橘，昏愤发作，数日不醒，浆粥不下，强直如厥，两手脉皆沉细。张曰：脉沉细者，病在里也，中有积聚。用舟车丸百余粒，浚川散五六钱，大下十余行，状如葵叶汁，中燥粪，气秽异常，忽开两目，伸腕，问左右曰：我缘何至此？左右曰：你吐血后，数日不醒，张治之乃醒。自是，五六日必泻，凡四五次，其血方止。但时咳一二声，潮热未退，以凉膈散加桔梗、当归各称二两，水一大盂，加老竹叶，入蜜少许同煎，去滓，时时呷之，闻与人参白虎汤，不一月复故。（《续名医类案》）

【评议】酒为水谷发酵熏蒸而成，性热而质湿。本案患者常日嗜饮酒热，湿热之体明也。其病之发，与湿热体质大有关系，这从症状"身黄如橘"等可以得知。张子和治病以祛邪为主，认为病由邪生，攻邪病已，先以舟车丸（牵牛子、大黄、甘遂、红大戟、芫花、青皮、陈皮、木香、轻粉）、浚川散（大黄、甘遂、牵牛、木香、郁李仁、芒硝）峻下其实，续用凉膈散清泄余热，人参白虎汤清热滋阴以善后。

另，本例酷似酒精性肝硬化演变成肝坏死。

伤酒之病亦当据人之体质而治案

癸卯元夕，周徐二子过石顽斋头饮，次日皆病酒不能起。欲得葛花汤解醒，张曰：此汤虽为伤酒专剂，然人禀赋，各有不同，周子纵饮则面热多渴，此酒气行阳肌肉之分，多渴则知热伤胃气，岂可重令开泻，以耗津液？与四君子汤去甘草，加藿香、木香、煨葛根、泽泻，下咽即愈。徐子久患精滑，饮则面色愈青，此素常肝胆用事，肾气亦伤，酒气皆行筋骨，所以上潮于面。葛花胃药，用之何益？与五苓散加人参，倍肉桂，服后食顷，溲便如皂角汁而安。（用药须相人体气，不可胶执成方。凡病皆然，不独为伤酒说法也。）（《续名医类案》）

【评议】《本草纲目》有"葛花气味甘苦，主治醒脾、治酒积"的记载，被称为解酒良药。即便如此，张氏以其治伤酒，用药各有不同，因人之禀赋有异故也。文末"用药须相人体气，不可胶执成方。凡病皆然，不独为伤酒说法也"。可谓一言中的，值得重视。

明代医家吴又可曾以醉酒的表现，形象地比喻了体质与病情演变的关系，他说："邪之着人，如饮酒然。凡人醉酒，脉必洪而数，气高身热，面目皆赤，乃其常也。及言其变，各有不同：有醉酒后妄言妄动，醒后全然不知者；有虽沉醉而神思终不乱者；醉后应面赤而反刮白者；应痿弱而反刚强者；应壮热而反恶寒而战栗者；有易醉易醒者；有难醉而难醒者；有发呼欠及喷嚏者；有头眩眼花及头痛者。因其气血虚实之不同，脏腑禀赋之各异，更兼过饮少饮之别。"可以互参。

究体质辨虚实治疗始不致误案

郭氏儿七岁，病咳嗽夜热，时时鼻衄，衄之盛，常在半夜。儿医专与疏散凉解，食减则又与香燥消运，日益就惫。延诊，见其面目略肿，年寿环口隐起青气，按其乳旁期门、虚里之间，突突跳筑，谓此禀赋薄弱，顽耍过劳，伤其肝肾，木上侮金，故其衄多出于左鼻孔。乃内伤，非外感也，与养青汤数帖少减。再加熟地、地骨皮、蒌仁，四帖全愈。（《续名医类案》）

【评议】《素问·平人气象论》："胃之大络，名曰虚里，贯膈络肺，出于左乳下，其动应衣，脉宗气也。"此段经文对于临床儿科疾病诊治具有重要的指导意义。此案患儿咳嗽夜热，时时鼻衄，前医专与疏散凉解，香燥消运后，无奈日益就惫，后医诊其期门、虚里之间，突突跳筑，考虑乃先天禀赋薄弱，肝肾亏损，木上侮金而致，药证相对，数日得瘥。有关幼科诊察虚里的临床价值，清代医家魏之琇曾曰："凡治小儿，不论诸症，宜先揣此穴。若跳动甚者，不可攻伐，以其先天不足故也。幼科能遵吾言，造福无涯矣。此千古未泄之秘也，诊之贵之。"所言甚是！从本案也可以看出体质与病情传变和转归有密切关系。

体厚多痰患痹证体病兼治得愈案

张三锡治一妇，月中着恼，素体厚多痰，臂痛移走，两足且肿，以为虚治，服参、归，痛益甚，恶心迷闷。作郁痰治，二陈、越鞠加秦艽、丹皮，二服稍减。大便四五日不去矣，投搜风丸后，用化痰舒气，二陈、二术、酒芩、酒柏、木通、泽泻、香附，调理而愈。(《续名医类案》)

【评议】"肥人多痰湿"。本例初产之后，月中着恼，遂致臂痛移走，两足且肿，前医以为虚治，其病益甚。后医以其素体多痰，作郁痰治，乃辨体与辨证结合施治，诚为恰当，宜其奏效也。越鞠丸出《丹溪心法》，方由苍术、香附、川芎、六神曲、栀子组成，适用于气、血、痰、湿、火、食"六郁"之证。

噎膈转归和预后关乎体质案

沈锡蕃平昔大便燥结，近患噎膈，不能安谷者月余。虽素禀丰腴，近来面色皎白，大非往昔，时方谷雨，正此症危殆之际。诊得六脉沉涩，按久则衰，幸举指则应。为疏六君子汤，下一味狗宝作散调服。甫十剂，呕止食进。再十剂，谷肉渐安。更十剂，起居如故，惟大便尚艰，以六味丸去泽泻加芎、归、首乌作汤，月余便溺自如，秋深更服八味丸而安。大抵噎膈之人，体肥痰逆者可治，枯瘠津衰者不可治。同道王公峻患此，禀气病气，与沈氏相类，误信方士，专力委之，致不起。顾人月亦患此，自谓胀急不当用参，日服仙人对坐草而毙。瘦人亦间有可疗者，秦伯源患此，形神枯槁，神志抑郁，且汤药无资，予门人邹恒友，令其用啄木鸟入麝熬膏，时嗅其气以通结，内服逍遥散加香、砂以散郁，不数剂顿瘥。后陈君亦用此法而愈。又一农人噎膈不食，时呕清涎如赤豆沙水，此属血瘀可知，误用消克破气药，致绝粒不食。用桂苓饮加当归、桃仁、丹皮、牛膝，用熬枯黑糖和虫浆调服，下溏黑如污泥者甚多。（《续名医类案》）

【评议】噎膈指吞咽食物困难，哽咽不顺，膈为隔阻不通的意思，噎之症状较轻，仅为吞咽困难，而膈则是食物不能下咽，症状较为严重。历代医家有关噎膈的论述和治疗不尽相同，对于病因病机较为统一的认识是脾胃虚寒，同时情志因素在其发病过程中也起到重要作用，治以恢复中焦脾胃功能为主，注重条畅情志。此案虽短，含六例噎膈医案，尚不乏病家不遵医药而亡之例，这也从另一方面说明了本病的复杂性。噎膈以少纳或不纳饮食为病，饮食不进则气血生化无源，易引起五脏六腑之气的衰竭，故言"大抵噎膈之人，体肥痰逆者可治，枯瘠津衰者不可治"。可以见得，禀赋体质对疾病的预后转归至关重要。

小儿纯阳体质亦当知常达变不可执一论治案

稚年纯阳体质，疟痢是夏秋暑湿热病，阅述几年调理，都以温补得效。但幼科必推钱仲阳方法，幼稚致伤，全在脾胃，脾阳少运，湿聚泄利，温暖脾阳，运行去湿，亦属至理。若骨脂附子温肾，稚年恐未宜久进。今年太阳寒水司天，太阴湿土在泉，雨湿太过，阳气最伤，大忌苦寒，暂服方。

钱氏益黄散

附方 干蟾 川连 白术 茯苓 青皮 鸡内金 人参须 薏米仁 神曲 泽泻 炼蜜丸炒米汤下

附惊风方 全蝎 僵蚕 天麻 川黄连 生甘草 胆星 犀牛黄 麝香 金箔为衣（《扫叶庄一瓢老人医案》）

【评议】小儿的体质特点是"纯阳之体"（钱乙语），又有医家称小儿为"稚阴稚阳之体"（吴鞠通语），究竟何者为是？大多认为吴氏的论点较为合理，但钱氏之语亦未可轻易摒弃，因为从小儿病理变化特别是罹患外感病的病理变化来看，从阳化热的征象颇为常见。又小儿"脾常不足，肝常有余"，亦是其体质特点。本例一瓢老人融合各家观点，在处方钱氏益黄散中得以充分体现。

"瘦人以湿为宝"论治案

形瘦体质，不为湿害，《经》言瘦人以湿为宝也。盖课诵动心，谋虑必由肝胆。君相皆动，气升血溢，诸经气皆升举。凡安静怡悦稍安，情志怫郁病加，皆内因之恙，且劳心曲运神机，去酒色致伤两途。神气无形，精血有形也。

生地 丹参 远志 枣仁 麦冬 柏子仁 天冬 桔梗 当归 五味 茯神 元参（《扫叶庄一瓢老人医案》）

【评议】案中所谓"形瘦体质，不为湿害，《经》言瘦人以湿为宝也"，此"湿"字令人费解，编者认为可从"滋润"解，因为瘦人多火，是其体质特点，火多适合滋润（湿）之品。试看本例处方，确以滋阴养血为主。

嗜酒湿热体质不宜滋阴案

嗜酒沉湎，胃虚络热，加以烦恼易怒，肝胆气火易炽，纳食味不甘美，脘闷常有嗳气，肝阳犯胃，血必带痰而出。从来酒客喜食爽口之物，不用滞腻甜食，脉大为阳气上逆，滋阴如地黄萸肉，皆与体质不相投矣。

茯苓　丹皮　川石斛　生谷芽　桑叶　降香末（《扫叶庄一瓢老人医案》）

【评议】嗜酒之人，湿热体质，为数不少。今病脘闷嗳气，血中带痰，病机为肝阳犯胃。图治之法，当顾及湿热体质。吴鞠通《温病条辨》治湿温（含湿热）病证有"三禁"之说，"禁润"是其中之一，尝谓"润之则病深不解"。尽管薛氏一瓢较鞠通生年为早，但已深明个体体质与用药的关系，案中"滋阴如地黄萸肉，皆与体质不相投"，即指出了湿热体质，一般不宜于滋腻之药。

凭脉断孕需参究体质案

诊脉小而弱，经阻四月，脉不见滑象，未可即以妊断，但体质素虚之人，往往脉形有不见滑利者，以气血不充故也。治法不妨为子莫执中之说，则于本体有益无损，可无畸重畸轻之弊。

苏梗汁　陈皮　金柑皮　藕　归身　砂仁　炒锅巴（《缪氏医案》）

【评议】体质与临床诊断亦有很大关系。此案患者经闭四月，诊脉小而弱，不见滑象，自然不能轻易断为怀孕。但缪氏亦指出，体质素虚之人，即使怀孕，脉形不见滑利者有之，也不可轻易凭脉否定怀孕，因此诊疗时应注意四诊合参，必要时应"舍脉从症"或"舍症从脉"，遵《内经》"有者求之，无者求之"之旨，探求疾病的本质，重视体质因素在诊断上的作用。"知常达变"，方能做出正确的诊断。

体质阳虚误用阴寒腻浊致变生它症案

茹　向来无病，因服地黄丸，反左胁腰中脐旁气攻作痛，间有遗精，目暗虚花或起浮翳，据述用细辛、桂枝翳退，遂加头痛，此体质阳虚，误用阴寒腻浊所致。夫肝主疏泄，肾主藏固。肝宜凉，肾宜温，纳肾佐以通肝，温下仍佐坚阴，以制木火，是为复方。

当归　小茴　补骨脂　胡桃肉　茯苓　穿山甲　炒黄柏　青盐（《种福堂公选医案》）

【评议】体质阳虚，误服阴寒滋腻之药，遂成阳虚寒盛之证，寒性凝敛，气血凝滞不通，络脉绌急而发为头、身、胸胁、腰腹疼痛。肾阳亏虚，精关不固，而致滑精。阳虚内寒宜温宜补。故选用温补之品，补命火以暖肾脏，益火源以消阴翳，青盐味咸引诸药入肾。又以穿山甲，其走窜之性，能贯彻经络，凡血凝血聚为病，皆能开之。反佐黄柏坚阴以制木火。体病兼治，希冀获安。

禀质阴虚适逢炎夏因人因时调理案

林　色苍形瘦，禀质阴虚火亢，津液不充，喜冷饮。夏季热蒸，须培生气，顺天时以调理。

麦冬　知母　川贝　地骨皮　丹皮　绿豆皮（《种福堂公选医案》）

【评议】本案患者素体阴虚，阴液不足而不能制阳，以成阴虚阳亢的虚热之证。色苍形瘦，是阴虚火亢体质的外在表现。适逢夏季，暑性炎热，最易伤津耗气，方中选用麦冬滋养阴液，知母、地骨皮、丹皮除骨蒸潮热，绿豆皮祛暑解表。用川贝者，谅兼咳嗽之症。本案似痨瘵之病，治疗体现了体病两调和因时因人制宜的原则。

瘦人多火阳热煎熬成痰治案

程　形瘦肌削，禀质偏热，夏秋病甚，是阴亏不耐暑热发泄之气耳。霜降收肃令行，浮阳潜伏，阴得自守，病觉稍退。述食辛辣热燥不安。其脏阴五液，为阳蒸变痰，非如痰饮可用阳药温通者。

人参　苃肉　川石斛　磁石　淡秋石　胡桃肉　女贞子　旱莲草（《种福堂公选医案》）

【评议】"瘦人多火"，患者形瘦肌削，禀质偏热，即属此种体质类型。夏秋自然界阳热亢盛，阴亏之人自不能耐，于是其病益甚，此天人相应故也。辛辣之物，易耗伤阴液，使阴虚阳浮之证更甚。阳热蒸腾，炼液成痰。《金匮》虽有"病痰饮者，当以温药和之"之训，然"治病必求于本"，患者的体病均属阴虚火旺，若妄投温药，势必加重阴液损耗而成阴枯液竭的危重证候。故采用酸甘咸寒之品合化，以养阴敛阳，如是则阴阳互济，火热得挫，痰饮自化，诸证可愈。

形质木火而病牙宣遗泄结合体质而治案

安　脉小数，色苍，心痛引背，胁肋皆胀，早上牙宣龈血，夜寐常有遗泄。此形质本属木火，加以性情动躁，风火内燃，营阴受劫，故痛能进食。历来医药治痛，每用辛温香窜，破泄真气，不知热胜液伤，适令助其燥热，是经年未能痊期。议以柔剂熄其风，缓其急，与体质病情，必有合窾之机。

细生地　阿胶　牡蛎　玄参　丹参　白芍　小麦　南枣（《种福堂公选医案》）

【评议】本案对患者的形质、性情和病机以及治疗经过，说得十分明确，反映了体质与发病和治疗的关系极为密切，须深刻体会。案末所谓"与体质病情，必有合窾之机"，道出了治病必须要结合个体体质，"因人制宜"地投以治法方药，也就是说须采取辨体与辨证结合施治的模式，方能取得满意的疗效。至理名言，务必切记。

体质瘦弱病痢痛剧发厥治案

家镇臣翁令媳，体质瘦弱，七月病痢，身热，腹痛后重，肛门如烙，一昼夜百余行，痛甚即发厥，面青鼻扇，半晌方苏，日惟进稀粥盏余。予见症皆逆，脉又不为下衰，势甚危急，令人以手按其腹，则眉绉而拒按。此因初时姑息，致肠胃湿热胶固，今腹痛拒按，是有实积可知。欲其不厥，必须痛减；欲其痛减，必须积去，故曰通则不痛。不得已用黄龙汤加减，方以人参、大黄为君，当归、厚朴、枳实、甘草为佐使。服之腹中大痛厥，旋下如猪肝色者十余块，是夜症减什八，安神甘寝，次日脉气大和，易以补中益气加减，二旬而复。(《赤厓医案》)

【评议】本例厥因痛剧，痛因实积，汪赤厓氏宗"通则不痛"之治法，参合"体质瘦弱"用扶正泻下的黄龙汤加减，服后痛止厥回，安神甘寝。

其辨证为"实积"的着眼点，在于"手按其腹，则眉皱而拒按"。痢疾实积之证，用攻下法屡见卓效，古今验案多多，此一例也。

体质壮实湿热内闭阳郁厥逆治案

江南耀兄，予同寓友也。体质壮实，性豪饮，素多湿热，五月间小腹发出红癣成片，向予索淋洗方，与蛇床子、荆芥、苦参、独活、白藓皮等，伊云夜来痒甚，不能安卧，奈何？予令加明矾少许。一日晚间饮酒回店，少腹痛引睾丸，浑身麻木，肢冷如冰，辗转床席，呻吟欲死，寸口沉伏。予察其病原，决其湿热内闭，热极生寒，剂以苍术、柴胡、黄柏、栀子、青皮、金铃子、木香、猪苓、滑石。初饮呕出不纳，夜半饮下一渣，立刻痛止安睡，巳刻方寤。次日人遂如常，惟小便短涩，前方去木香加海金砂、龙胆草。病既愈，知其欲求速效，竟将明矾二三两一块入水中，擦洗取快，其癣即没，又席上多饮烧酒，致有此奇痛耳。又云：吾昨痛时阳事全缩，今始如旧。予乃谓之曰：兄病疑难，易至错误。若请他医来，乍见如此脉症，必谓寒入厥阴，至于厥逆而囊缩，非吴茱萸、四逆辈不可。人亦劝服此药，以为至当不易，倘示以予方，且惊畏而色沮，而孰知正有大谬不然者乎？故求其有无，责其盛虚，病机诚未易审也。（《赤崖医案》）

【评议】厥证有阴阳寒热之分，本例厥逆病机，参合患者"体质壮实，性豪饮，素多湿热"，显系湿热内闭，阳郁不达所致，乃"热极生寒"之真热假寒证。汪赤崖氏投剂以清利湿热，疏通气机为主，俾邪去阳达，诸恙自除。若不明病机，误以为厥逆而少腹痛引睾丸，为寒入厥阴之寒厥证，妄投吴萸、四逆辈，势必助纣为虐，其祸立见。

虚寒已极真阳欲散瘦人多火不可拘案

邑学悦严王先生夫人，年近四十，形体清瘦，五月间烦憹不食，终夜不瞑，舌黄苔，面发赤，腰痛，带下，医用六君子、归脾，皆不效。延绵一月，更呕哕不止，哕甚即厥晕。医又投以逍遥，益剧。及予诊，脉皆虚数而微。予曰：此非心脾肝胆之病，法宜温补元阳为治。因与附桂八味加人参，连服八剂，浆粥渐入，呕定神藏。惟大便秘结，此由食少肠枯，加肉苁蓉、胡桃肉，颇应。忽又遇事恼怒，当即呕哕吐食，魄汗淋漓，五更浑身忽热，少顷气逆上奔，人事不省。予恐真阳随散，乃急研进黑锡丹五十粒，再以人参、炮姜、附子，煎熟频灌，势遂渐回。仍主八味去丹皮、泽泻，加人参、鹿茸、五味子、牛膝为丸服之。但气性躁急，食养不善，前此诸症，犹间举发。煎剂则用附子理中、镇阴煎出入，调摄半载，始获全安。共计服附子六斤，人参二斤。又病甚时舌苔必黄，心中必热，面部必赤，投以大温补即平，非火不归原之验欤？人言瘦人多火，此则虚寒已极，岂可执乎？（《赤崖医案》）

【评议】辨证求因，审因论治是中医治病的基本原则。本例症情复杂危重，且出现真寒似热的假象。汪赤崖氏透过"病甚时舌苔必黄，心中必热，面部必赤"的假热征象，以"脉皆虚数而微"为主要依据，认定元阳虚衰是病理症结所在，此乃疾病之本质。因此前后数诊，均以温补元阳为治。尤其是当患者出现魄汗淋漓，气逆上奔，人事不省濒危之证时，汪赤崖氏断为"真阳随散"，径投人参、炮姜、附子回阳救脱，妙在配合黑锡丹温肾散寒，纳气归原，使病情渐入坦途，终获全安。是患也，共计服附子六斤，人参二斤，"有是证即用是药"，此之谓也。从中也不难看出汪氏临证有胆有识，疗效卓著，诚为医林高手。又，案谓"人言瘦人多火，此则虚寒已极，岂可执乎？"点出了辨别体质，当以临床症状为依据，须知常达变，不可固执。

肥人脾肾虚寒不以标症论治案

吴永箴翁，年逾五十，体质丰腴，一日来就诊，云我无他病，昨食肉面等物，又当风易衣，似受风而停食，今腹中不宽，头痛恶寒，祈惠一方。予诊寸口六脉但觉细弱无神，因手探其额，冷而有汗，问其气怯神倦否？曰：有之。予曰：翁非风非食，乃本病也。遂用六君子汤加黄芪、炮姜。翁素信予，服之反增溏泄，腰中酸疼。予思脾阳之虚，由命门火衰，因前方去陈皮、半夏，加肉桂、破故纸、附子，其人参每剂加用五钱，病遂以瘳①。是知医之临症，在合色脉，察其虚实，惧有伏焉。倘徒听病者口中所述，粗心以应之，不几于殆乎！（《赤厓医案》）

【评议】汪赤厓氏治学严谨，诊病注重四诊合参，临证必详询病情，周密审察，宜其辨证准确，投药切中肯綮。本例患者自以为是受凉而停食的轻浅之病，然汪氏诊得"寸口六脉但觉细弱无神，因手探其额，冷而有汗"，还从问诊中得知其"气怯神倦"，遂认为"非风非食，乃本病也。"所谓"本病"，乃"肥人多气虚"也，故用培补脾肾方药而获效。先生深有体会地说："是知医之临症，在合色脉，察其虚实，惧有伏焉。倘徒听病者口中所述，粗心以应之，不几于殆乎！"确是经验之类，足以为鉴。

体质外实内虚而见假热真寒治案

黄寓凡学兄，馆与予居比邻，知其体质外实内虚，痰多食少，病将作

---

① 瘳（chōu 抽）：病愈。

矣。一日在馆中，微发热，咳嗽，自以为风邪而服表散，痰嗽转甚，面赤且咽痛，痰中带血，忽然头眩颠仆，后行走常恐倾跌，脉浮取洪大，沉取豁然。予曰：见痰休治痰，见血休治血，今所见诸病，乃假热真寒，宜求之以其属。议用附桂八味加减为剂，其乃弟鹤溪学兄亦以为然，再饮而病已。（《赤厓医案》）

【评议】本例初见发热，咳嗽，颇类风热客表，肺卫受伤之证，清解风热似可用之，然药后热势更甚，复见面赤，咽痛，痰中带血等症，说明未能切中病理症结。汪赤厓氏根据"脉浮取洪大，沉取豁然"，认为假热真寒之证，并遵《素问·至真要大论》"诸寒之而热者取之阴，热之而寒者取之阳，所谓求其属也"之训，改投附桂八味而获桴鼓之效。"见痰休治痰，见血休治血"，乃治病求本之谓也。从本案的脉、因、证、治来看，与患者的"体质外实内虚"，确有密切关系。

素体阴虚梦泄治案

素体阴虚，常有梦泄，法以养阴为主，稍以涩剂佐之。

干地黄五两　陈萸肉三两　淮山药三两　白茯苓三两　远志一两　芡实二两　湖莲肉二两　五味子一两　秋石一两五钱

上药九味捣匀，以金樱子熬膏和为丸，早晚吞服三钱淡盐汤下。（《南雅堂医案》）

【评议】素体阴虚，相火偏亢，上扰心神，下扰精室，以致梦泄。此证理当养阴清火为主，安神涩精佐之，未可一味固涩，本末倒置矣。

素体阳虚湿热内蕴治案

素体阳虚，湿热内蕴，中焦痞结，自利不爽，神识时觉不清，势恐变为柔痉，治之宜慎。

人参一钱　川连一钱（炒）　干姜八分　炒半夏三钱　淡黄芩二钱　枳实一钱　生姜汁半盏（《南雅堂医案》）

【评议】人体感受湿热之邪后的变化与体质的关系甚大。如阳虚气弱者，则湿盛于热，阴虚火旺者，则热盛于湿。王孟英在《温热经纬》里说："人身阳气旺则随火化而归阳明，阳气虚则随湿化而归太阴"，即所谓"实则阳明，虚则太阴"。此案素体阳虚，湿热滞于中焦，故以芩、连、姜、半、参之属治湿热，同时顾护阳气。

素体气虚病后胃气未复治案

素体气虚，大病后胃气未复，纳少不运，恶心，时吐涎沫，大便溏，脉缓而大，舌白，是病后全虚之候，法宜和中。

人参二钱　白术二钱（炒）　白茯苓二钱　炙甘草一钱　制半夏一钱　陈皮八分　生姜两片　大枣二枚（《南雅堂医案》）

【评议】《景岳全书·论脾胃》曰："凡欲察病者，必先察胃气，凡欲治病者，必须常顾胃气，胃气无损，诸可无虑。"正所谓能调五脏者，善治脾也。六君子汤出自《医学正传》，即四君子汤加陈皮、半夏，原方主要用于脾胃气虚兼痰湿者。本案患者气虚体质，加之大病后胃气未复，一派虚象，故移用之。

阴虚体质病湿热下痢治案

素体阴亏，湿热下痢红积，呛咳，咽喉微痛，是误投消导之剂，津液被劫，所谓湿未罢已上燥是也，宜先清里泄邪为主。

淡黄芩一钱五分　川连一钱　川贝母二钱（去心）　茯苓皮三钱　银花二钱　通草一钱　水同煎服。（《南雅堂医案》）

【评议】阴亏体质而病湿热下痢，误投消导之剂，津液被劫，以致上燥呛咳、咽痛。观其用药，清里泄邪固属恰当，但缺滋阴润燥之品，体病未能兼顾，似其不足之处。

痢疾体病兼治案

素体阳虚，患痢月余，食物不慎，脾胃壅滞作胀，上加呕恶，古人治痢不外通涩两法。六腑宜通，拟用温药宣通之，并以理气者为佐。

炮附子七分　川朴一钱　制大黄二钱　广木香八分　茯苓皮三钱　水同煎服。（《南雅堂医案》）

【评议】本例痢疾，论其证，当属热属实，宜用下法；论其体，又属阳气素虚。故采用温下之法，体病兼顾是也。

先天不足气血虚寒痛经用温补案

经来腹必作痛，行后痛仍不减，四肢倦疲乏力，不思饮食，脉虚沉细。

此乃先天不足，气血虚寒之证，主以温补当效。

熟附子一钱　炮姜一钱五分　当归身三钱　牛膝一钱五分　熟地黄三钱
枸杞子二钱　杜仲二钱（炒断丝）　肉桂八分　破故纸二钱　炙甘草一钱（《南雅堂医案》）

【评议】本例痛经诊断为"先天不足，气血虚寒之证"，脉虚沉细是辨证的着眼点。盖寒得热则化，血得温则行，故主以温补当效。

瘦人阴虚痨嗽失血治案

中年春季嗽痰失血，由情志郁勃致伤，脉左坚右弱，木火易燃，营液受耗，且纳少尪瘠，真阴久已伤戕，瘦人之病，虑虚其阴，姑用甘润法。

生地三钱　麦门冬二钱　白茯神二钱　川石斛二钱　北沙参一钱　阿胶一钱（炒珠）　水同煎服。（《南雅堂医案》）

【评议】有谓"瘦人阴虚多火，易病痨嗽"，点出了个体体质的特殊性，往往导致对某种致病因子的易感性，或对某种疾病的易罹性。本案患者其人形瘦，阴虚火旺体质可知，因此易病痨嗽，甘润养阴，自是正法。

水土禀质易病泄泻治案

形体丰肥，乃水土禀质，脉沉缓，阳气少于运行，是以水谷蒸郁聚湿，下焦时有重着，经来色淡，亦水湿交混所致，食入稍有不运，易致泄泻，若不加意调治，防有胀满之虑。

炒白术三钱　人参一钱五分　白茯苓三钱　陈皮一钱　防风二钱　羌活一

钱　　独活一钱　泽泻一钱　炙甘草五分

水同煎服。（《南雅堂医案》）

【评议】《丹溪心法》中有谓"肥胖，饮食过度之人而经水不调者，乃是湿痰。"本案患者形体丰肥，乃水土禀质，即是典型的痰湿体质。朱氏强调治痰重在明生痰之源，提出"治痰法，实脾土、燥脾湿是治其本。"如脾气健运，气机畅达，则痰饮化而津液行矣。

素体肥盛风痰入络致中风治案

素体肥盛，气阴两亏，顽痰挟风，袭于足太阴之络，左偏麻痹不仁，神呆善悲，脉形空软而数。心脾俱损矣，交春防猝然之变。

生於术钱半　制附子三分　炒归身二钱　制半夏钱半　生茅术钱半　制南星钱半　秦艽肉钱半　化橘红钱半　白茯神三钱　远志肉钱半　生姜汁少许（《簳山草堂医案》）

【评议】肥人多痰湿，顽痰夹风，走窜经络，扰乱心神，最易罹患中风之疾。本例已现中风征象，故药用温化痰湿，祛风通络，宁心安神，体病兼治，以防病情卒变，杜绝恶化。

滋阴降火法治阴虚火旺体质炎夏鼻衄案

素体阴虚火炎，近交炎令，内外交迫，以致鼻衄，流溢不止。体灼热而脉静细不数，真阴亏极矣。盛暑如何支持耶？用清阴降火法，得衄止为幸。

犀角尖磨　原生地　青黛　肥知母　川斛　侧柏炭　川黄连　牡丹皮

玄参　麦冬肉　花粉（《龢山草堂医案》）

【评议】阴虚火旺体质，又值炎夏，两阳相加，内外相引，以致鼻衄不止。治用清阴降火法，标本兼治，适得其宜。

先天不足渐成痿痹治案

先天不足，气亏不能生血，血不荣筋，则两足酸软而骨骱作楚矣。久必延来痿痹之证，最难愈也（络热则来痹，故用地骨、知母清之）。

炙绵芪　生虎骨　地骨皮　川断肉　五加皮　炒归身酒拌　肥知母　秦艽肉　生苡仁　炒怀膝　细桑枝（《齐氏医案》）

【评议】"先天"，即通常所说的"禀赋""禀性"。先天因素，特指禀受父母亲等上代直系亲属所带来的因素。对此，《灵枢·天年》曾明确指出："人之始生……以母为基，以父为楯。"《灵枢·决气》亦说："两神相搏，合而成形，常先身生，是谓精。"吴懋先注释说："两神者，一本于天一之精，一本于水谷之精，两神相搏，合而成此形也。"于此可见，人之所由生，必禀受先天父母之"精"，因此父母的健康状况与子女体质的关系至密。本例痿痹，是由先天不足，风湿客于筋骨所致，故体病相兼而治，亦即标本兼治也。

右归饮加味治幼儿偏废案

洪临川兄幼女偏废

临兄女三岁，右肢痿软，不能举动，医作风治。予曰：此偏废证也。病由先天不足，肝肾内亏，药当温补，若作风治误矣。临兄曰：偏废乃老人病，孩提安得患此？予曰：肝主筋，肾主骨，肝充则筋健，肾充则骨强。老人肾气已衰，小儿肾气未足，其理一也。与右归饮，加参、芪、鹿角胶，数十服乃愈。（《杏轩医案》）

【评议】偏废，即半身不遂，王清任《医林改错》提出元气亏虚为本病之源。明代万全提出小儿有"五脏之中肝有余，脾常不足肾常虚，心热为火同肝论，娇肺遭伤不易愈"的特点，即所谓"三有余四不足"。脾常不足则生化不足，筋脉肌肉失养；肾常虚则元气未充，真气不足。元气既亏，则气不达于四肢，以致半身不遂，程氏认为本案患儿之症与老人肾气虚衰所致偏废其理相同，故予右归饮补益肾气，另加补养气血之品，病果痊愈。需要指出的是，小儿体质与成人有别，病理虽相同，但用药不可生搬硬套，总应清轻灵动，不能伐其生升之气，用药量较成人亦小，当与体质强弱成正比。

体虚感受痄腮疫毒治案

吴礼庭兄时感肿腮腮消后睾丸肿痛

礼兄平素体虚，时感寒热，耳旁肿痛。维时此证盛行，俗称猪头瘟。医与清散药两剂，耳旁肿消，睾丸旋肿，痛不可耐，寒热更甚。予思耳旁部位属少阳，睾丸属厥阴，肝胆相为表里，料由少阳之邪，不从表解，内传厥阴故耳。仿暖肝煎加吴萸，一剂而效。同时族人泽瞻兄病此，予诊之曰：得无耳旁肿消，睾丸肿痛乎？泽兄惊曰：子何神耶！亦用前法治愈。后阅《会心录》，载有肿腮一证云：医不知治，混投表散，邪乘虚临，传入厥阴，睾丸肿痛，耳后全消。昔贤之言，洵不诬也。（《杏轩医案》）

【评议】《内经》有"邪之所凑，其气必虚"之训，患者"平素体虚"，值此瘟疫流行，故而感染此病。清代陆以湉《冷庐医话》有载："痄腮之症，亦名肿腮。初起恶寒发热，脉沉数，耳前后肿痛，隐隐有红色，肿痛将退，睾丸忽胀，亦有误用发散药，体虚者，不任大表，邪因内陷，传入厥阴脉络，睾丸肿痛，而耳后全消者，盖耳后乃少阳胆经部位，肝胆相为表里，少阳感受风热，邪移于肝经也，若作痂症治之益误矣"。所言正是本案关键，特辑录于此，以供参详。

素禀火体病治与众不同案

庄炳南兄素禀火体，病治与众不同

炳兄禀质多火，喜凉恶热，夏月常以冷水灌汗，露卧石地为快。素患痰火，方用生地、丹皮、麦冬、山栀、栝蒌、黄芩、知母等味，发时服之即安，乃至他病亦服此方，并食肚肺馄饨汤，汗出即解。暇时向予道及。予曰：痰火药应用凉，若凡病守服一方，似无其理，倘属伤寒阴证，恐其误事，后当慎之。一月果患阴暑感证，寒热身痛，脉细肢冷。予投以附子理中汤不应，再强服之，病反加重，坚不服药。索食馄饨肚肺汤。予谓：荤油腻邪，戒勿与食。不听，食后得汗反安。欲服常治痰火方，家人劝阻不可，竟服之，病却，后亦无损。予思咫尺间，人病体质之殊若此，则南北地土不同，风气各异，其人其病，又何如耶？《素问·异法方宜论》不可不玩索也。（《杏轩医案》）

【评议】《素问·异法方宜论》曰："故圣人杂合以治，各得其所宜，故治所以异而病皆愈者，得病之情，知治之大体也。"同病异治，其根源在于由于不同年龄、性别、生活环境等因素形成的不同的体质禀赋。"病之阴阳，因人而变"，"邪气因人而化"，感受同种病邪，由于个体体质差别，病邪转化随之而异，治则治法亦迥然不同。本案患者凡病便自服痰火方，屡试不爽，甚至以此寒凉之剂疗伤寒阴证，令程氏感慨连连。是以吾辈临证，应当辨证施治与辨体施治结合，方可切中肯綮。

先天不足心脾内亏治案

刘明府少君先天不足心脾内亏治法

刘少君年近三旬，春间由都来徽，抱疾数月，食减形倦，心悸少寐，浮火上升，间或见血。医云：肝肺火盛，药投清降，屡治不效。金文舫中翰，荐延予诊。谓曰：病由先天不足，心脾内亏所致。丹溪云：虚火可补，实火可泻。虚以实治，宜乎无功。拟黑归脾汤合生脉散，数服稍应。复诊令照原方再进，诸恙渐平，接服丸药。次春北上，秋归晤之，状貌丰腴，前病如失。(《杏轩医案》)

【评议】朱丹溪首将火分为实火和虚火，并提出"虚火可补，实火可泻"的治疗原则，认为虚火多由阴虚引起，故以滋阴降火为主要治法，正合"壮水之主以制阳光"之意，后世医家亦多执其法，更有出其左右者：《景岳全书·火证》谓："若以阴虚火盛，则治当壮水。壮水之法，只宜甘凉，不宜辛热。若以阳虚发热，则治宜益火。益火之法，只宜温热，大忌清凉"；清代李用粹亦认为"人身阳虚之火，不可以寒凉直折，宜辛温之品"。盖人之禀赋有盛有虚，虚亦有气虚、阴虚、阳虚之别，虚火之于不同患者，有气虚之火、血虚之火、阴虚之火与阳虚浮火四端，临证万不可见"虚火"便径用滋阴之法，当辨体辨证结合，方显周全。

禀质向亏暑泻欲脱治案

汪靖臣兄乃郎冒暑泻甚欲脱亟挽元气一法

靖兄乃郎，年甫四龄，禀质向亏，夏冒暑邪，发热便泻。幼科金用清散消导之品，服至匝旬，热泻如故，形疲气馁，食入作呕。医称邪滞未净，仍用前药，乃至食粥泻粥，饮药泻药。更医以为脾虚，投六君子汤不应，始来迓[①]予。儿卧几上，阖目无神，脉细如丝。予曰：胃气告竭，慢惊欲来，不可为矣。靖兄曰：固知病久属虚，然昨服六君补药，亦无灵效，何也？予曰：病有倒悬之危，一缕千钧，焉能有济？考古人制六君子汤，原为平时调养脾胃而设，非为救急拯危而设也。且阅方内，并无人参，仅用钱许党参，数分白术，而市中种术，味苦性烈，与苍术等，不能补脾，而反燥脾，复有二陈消之，茯苓利之，欲求拨乱反正之功，真蚍蜉之撼大树矣。靖兄曰：然则治当如何？予曰：非真人参不可。盖参者参也，与元气为参赞也。鱼一刻无水即死，人一刻无气即亡，儿质本薄，泻久气伤，加以医药重戕胃气。《经》云：食入则胃实而肠虚，食下则肠实而胃虚。今肠胃通为一家，幽门阑门洞开不固，饮食入胃，不使少留，即从肠出。仓廪之官，废弛厥职，此诚危急存亡之秋，惟仗参力，急固其气，气不夺则命不倾，然须独用，始克见功，古有独参汤可法也。靖兄闻言大悦，即恳立方。专用人参二钱，令分两次，米水煎服，热退泻稀，次日照方再进，便泻全止，啜粥不呕，更制八仙糕与服而痊。（《杏轩医案》）

【评议】小儿泄泻之病，依常法无效，为脾胃已衰，中土不运，小儿体质的特点是"脾常不足"，稚阴稚阳，脏腑娇弱，本例患儿更是"禀质向亏""儿质本薄"，加之久泻不止，津伤液耗，化源告竭，已有慢惊之兆，更应先予独参汤固其中气，中气充足，方可化药性以去疾。值得一提的是，程杏轩氏用参颇有心得，尤其对脾胃虚弱，中气大亏的患者，首选人参，谓其"能回元气于无何有之乡"。

---

① 迓（yà讶）：迎接。

阳虚体质患吐血用黑归脾汤得效案

洪星门翁吐血

脉大不敛，阳虚体质，兼多烦劳，旧病喘汗，服温补煎丸相安。月前偶感咳嗽，续见鼻衄痰红，日来吐多不止，口苦食减，头昏气促。若论寻常吐血，不过肝肺之火，药投清降，火平其血自止。尊体精气本虚，一阳初复，形神交劳，水火不交，气随血脱，病关根本，再投清降损真，则阴阳离决矣。先哲有见血休治血之语，可味也。议从黑归脾汤，培养心脾，佐以生脉保金，摄纳肾气。

服药三剂，血止脉敛。《经》云：人四十而阴气自半。平素质亏多病，今复大失其血，生生不继，脏真耗伤，灌溉栽培，尤非易事。夫血虽生于心，藏于肝，实则统于脾。古人治血证，每以胃药收功，良有以也。再按痰之本水也，原于肾；痰之动湿也，由于脾。《内经》以痰多为白血，此果痰也，果精血也，岂精血之外，别有称痰者耶？故昔贤又有见痰休治痰之论。参五阴煎，水土金先天一气化源也。（《杏轩医案》）

【评议】元代滑寿《难经本义》曰："气中有血，血中有气"，气为血之帅，血为气之母。本案患者"阳虚体质""精气本虚"，现高年又大失其血，以致阴阳两虚，气不摄血反随血脱，程杏轩虑其年龄禀赋，认为不可按寻常肝肺之火所致吐血论治，而当宗先哲"见血休治血"之语，予黑归脾汤资其化源，固其统摄。明代赵献可《医贯》云："心生血，脾统血，肝藏血，凡治血证，须按三经用药"，黑归脾汤即按三经用药，甘温培固，培养心脾，"心脾既健，则生生不息，血得其统"。本例辨体与辨证结合施治，明白无疑。

禀质向亏病滑精治案

方萃岩翁公郎滑精证治

萃翁公郎，禀质向亏，诵读烦劳，心神伤耗。初病浮火上升，继则阳强不密，精时自下。诊脉虚细无力，方定六味地黄汤，除茯苓、泽泻，加麦冬、五味、远志、枣仁、牡蛎、芡实，期以功成。百日服药数剂未应，更医病状依然，复召诊视。予曰：此水火失济象也，岂能速效。仍用前方，再加龙骨、蒺藜、桑螵蛸、莲蕊须，合乎滑者涩之之意。守服两旬，虚阳渐敛，精下日减。但病久形羸食少，究由脾胃有亏。《经》云：肾者主水，受五脏六腑之精而藏之。是精藏于肾，非生于肾也。譬诸钱粮虽贮库中，然非库中自出。须补脾胃化源，欲于前方内参入脾药，嫌其杂而不专，乃从脾肾分治之法。早用参苓白术散，晚间仍进前药，服之益效。续拟丸方，调养而瘳。（《杏轩医案》）

【评议】精因滑泄而亏，亏则肾司开阖无能，精更易耗泄，故而精易亏难补。程氏据其形羸食少，"禀质向亏"，断其病之根本在于脾胃有亏，遂从脾肾分治之法，一方面固肾涩精，另一方面补益脾胃，助其运化，以生气血，使得肾精有不息生化之源，不专补肾而其精自满。药中窾窍，效验自彰。

禀质素弱外伤后误投猛药致伤胃气案

方萃岩翁乃郎跌后又患腹痛，药伤胃气治验

萃翁公郎葆晨兄，禀质素弱，曩[①]患滑精，予为治愈，案载初集中。斯

---

① 曩（nǎng 囊）：以往，从前。

病之始，偶因登山跌仆伤足。吾乡专科接骨颇善，但其药狠，弱者每不能胜。葆兄缘伤重欲图速效，日服其药，已戕胃气。又患腹痛，更服温肝行气活血等方，胃气益伤。神疲倦卧，痛呕不止，药食不纳，邀予诊视，脉虚细涩，气怯言微，面青自汗。谓萃翁曰：公郎病候，乃药戕胃气，恐蹈脱机。人以胃气为本，安谷则昌，治先救胃，冀其呕止谷安，然后以大补气血之剂继之，不徒愈病，且足得血而能步矣。但治呕吐之药，最宜详辨气味，不独苦劣腥臊不能受，即微郁微酸亦不能受。惟人参力大，气味和平，胃伤已极，非此莫可扶持。而单味独用，分两需多，购办不易，姑以高丽参代之。日用数钱，陈米水煎，缓缓呷之。守服数日，呕止食纳，神采略转。接服大补元煎，渐可下床，移步尚苦，筋脉牵强，行动艰难，翁虑成跛。予曰：无忧，血气未复耳。仍服前方，半载后，步履如常。(《杏轩医案》)

【评议】本案患者伤重欲图速效，罔顾自身"禀质素弱"，日服猛药，以致药戕胃气，痛呕不止，且"四肢皆禀气于胃，脾不能为胃行其津液，脉道不利，筋骨肌肉皆无气以生"，足伤未愈，反致不用，真真取快一时，贻祸非轻。脾胃乃后天之本，体健病浅，尚可虑及他脏，但如此体虚久病，不得不以脾胃为重。程氏主张调理脾胃，一方面在于培补后天之本，案中以大补脾胃气血之高丽参，加和胃之陈米水煎，守服数日，收效甚速；另一方面在于脾胃健旺，方可传递药力，呕止谷安后接服大补元煎半载，步履如常。更值一提的是，体质素虚、沉疴久病之人，若不以脾胃为重，即使药证相合，亦难收其效，何况擅服戕胃猛药？

先天不足病头痛脘痛用育阴回阳法获效案

傅萧山　十六岁

脉左沉右浮，先天不足，阴虚阳越，故头痛忽发忽止，间有脘痛，少食，年已成童，人道未通，皆肝肾不足之故，宜用育阴回阳法。

大熟地四钱　怀山药二钱　茯苓二钱　炙龟板三钱　怀牛膝一钱五分　归身二钱，小茴香炒　甘枸杞一钱　池菊炭一钱五分　鹿胶一钱，蛤粉炒　鲜荷梗三尺

又　右脉稍起，左脉仍沉弱无力，先天真水不足，外无他病，惟人道未通，自应用填补真阴，以通阳道。

制首乌四钱　甘枸杞二钱　沙苑蒺藜三钱，盐水炒　菟丝子一钱五分　陈阿胶一钱五分　车前子一钱　炙龟板三钱　鹿胶一钱，蛤粉炒　韭根白一钱　放淡海参一两

煎汤代水。二十服愈。(《吴门治验录》)

【评议】本案出自顾金寿《吴门治验录》，全书卷帙不多，言语精炼，寥寥数语间脉因证治皆备。顾氏临证注重脉证合参，审证求因，病因不同，脉证、治法、预后亦不同，故书中各案多数提及病因。本例患者二八之年，《内经》言男子"二八，肾气盛，天癸至，精气溢泻，阴阳和，故能有子"，其人道未通（指未能排精），显是先天"真水不足"，肾精虚乏。虽另有头痛、脘痛、少食等症，顾氏亦断其病因乃禀赋不足，随处一方，育阴通阳，补中带疏，因药中鹄的，未用止痛和胃之品，仍获全安。

高年头晕跌仆证似类中治案

王砚香通和坊

六旬以外年华，陡然头晕跌仆，二便俱出，大有类中光景，急用扶正涌吐，呕出宿食清痰，得以寝食如常，精神复旧，实为万幸。今两寸稍滑，咳嗽有痰，已无大患，宜和胃清疏为是。

北沙参五钱，米炒　冬桑叶一钱五分，米炒　甜杏仁三钱　制半夏一钱五分

陈皮一钱　茯苓三钱　炙甘草五分　秦艽一钱，酒炒

又　连服和胃清疏之剂，咳痰渐松，精神亦尚不疲倦，惟溲少而黄，腰肢酸软，究属节气余波，两关重按少力。《经》云：中气不足，则溲为之变。自以补中和胃为是。

人参五分　大麦冬一钱五分，米炒　蒸五味十四粒　制半夏一钱五分　陈皮一钱　茯苓三钱，赤白各半　炙甘草五分　炒山栀一钱五分

又　阴亏阳越之体，又兼立春节气交来，故气逆善喘，脉象浮大，拟防眩汤意。

大熟地一两，炒松　归身三钱，炒黑　炙龟板六钱　牛膝一钱五分，盐水炒　北沙参六钱，米炒　麦冬一钱五分，米炒　茯苓三钱　蒸五味三分　池菊炭一钱五分　五服愈。

问：卒然厥中，至于二便齐下，昏迷口禁，年过六旬，又刚在立春大节之前，症亦危矣，何以不数剂而豁然，岂此症非厥中与？曰：治病必问所因，此症由早膳后对日光修脚，偶然坐空跌地，遂至昏厥口禁，二便齐下。盖跌则惊，惊则气乱，气乱则火逆而升，挟胃中未消之食，上蒙清窍，恍惚不能自主。高年下元本虚，今气逆而上，大小肠无所统肃，故二便齐下，究是不内外因也。幸余即寓居厅事东偏，闻信趋视，见其目闭口禁而面色未改，手足温和，尚无口眼㖞斜，喉中痰鸣诸状，不过脉象闭伏耳。思气火挟食上蒙，非吐不可，又虑年高素虚，刚在立春节前，须防一吐而脱，急切不暇觅参芦等物，即将伊平时所服代参膏一两，用金橘叶一握，煎汤和而灌之，幸尚能受，药下少顷，喉中漉漉有声，果然吐出食物清痰，人已苏醒，醒后亦无左瘫右痪，麻痹不仁等症，只觉咳嗽有痰，溲少而黄，腰肢酸软，随以养胃防眩等汤数服，全愈。此症若不问所因，不知素体，即以风中门中急治，诸药开之，未有不败者。东垣云：症有与中气相类者，皆宜调气为主。中风用中气药，则气盛风散而愈。若中气用中风药，则万无一生。所以古人立法，治风当先顺气，正恐庸医误用风药也。旨哉斯言！非仁心济世者，曷克知之。愿诸子后遇此等疑似之症，必须细

心参辨，奉东垣之言为规则，或可不至误人生命矣。凛之慎之！（《吴门治验录》）

【评议】本案原案文字简洁，后以问答体说明辨证用药之所以然，精切明朗，思辨处措精当，可法可传。其中顾氏特意告诫门生后学临证遇疑似之症，当细心参辨，问其所因、知其素体，方可不至误人生命，反之"若不问所因，不知素体，即以风中门中急治，诸药开之，未有不败者"，吾辈亦当谨记于心。

气虚夹血虚多火体质病头痛治案

顾平江路

脉左强右弱，素质气分亏弱，偶为风阳上受，巅顶抽痛，两旬不解，现又移至右偏头痛，法宜益气祛风可愈。

生黄芪一钱五分　防党参三钱　於术一钱　茯苓三钱　制半夏一钱五分　炙草五分　炙升麻三分　藁本五分　防风一钱　黄甘菊花一钱

又　头痛已止，右脉稍嫌沉缓，腹胀，眉棱骨酸，皆系寒湿积于中宫，久而化热上蒸之故。宜健脾利湿为治。

炙黄芪一钱五分　炒黄芩一钱　蒸冬术一钱五分　制半夏一钱五分　陈皮一钱　茯苓皮三钱　大腹皮一钱五分　车前子一钱五分　川草薢三钱　炒薏米三钱

又　脉平而沉，诸症俱愈，惟素体血虚多火，阴津不能上承，宜养阴和胃法。

原生地三钱　怀山药一钱五分　川石斛三钱　白归身一钱五分　炒白芍一钱　大麦冬三钱　肥玉竹五分　新会皮一钱　炙甘草五分　南枣二枚

又　照前方加：

炒熟地三钱　炒牛膝一钱五分　酒炒宣木瓜一钱

丸方：

人参固本汤，合六味、六君蜜丸，每服四钱，开水送。（《吴门治验录》）

【评议】本案中描述患者"素质气分亏弱""素体血虚多火"，应是气虚兼夹血虚体质，顾氏体证兼顾以治，症平后又予人参固本汤合六味、六君蜜丸，照顾气分、阴分，处措精当，宜其录传。

素体阴虚病湿温重症治案

汪十全街

湿温内蕴，有汗身热不退，头痛腰疼，舌苔白垢，胸悗①恶心，脉见中部微数，素体阴虚，症非浅小。法宜清解和阴，须惜劳避风为妙。

北沙参三钱　炒山栀一钱　鲜生地五钱　麦冬肉一钱五分　炒黄芩一钱　生薏米三钱　鲜霍斛三钱　枳壳一钱五分，麸炒　川萆薢三钱　鲜佩兰叶三片

又　脉象神情较前大减，惟舌苔渐见黄燥，中宫蕴热未清，故大便未行，小便短赤，仍宜清利，拟清燥和中法。

北沙参三钱　鲜霍斛三钱　瓜蒌仁二钱　川贝母一钱五分　原生地三钱　炒山栀一钱五分　枳壳一钱五分，麸炒　新会皮一钱　赤茯苓一钱五分　鲜佩兰叶二片

又　脉静身凉，外邪已清，饮食有味，胃气尚不大伤，惟神倦膝软，正气未复，仍宜静养数日，恐其劳复。

西党参三钱　茯苓二钱　炙甘草五分　原生地三钱，酒洗　陈皮白一钱　归身一钱五分，酒洗　大白芍一钱　瓜蒌皮三钱，米炒　鲜佩兰叶二片　五服全愈。

---

① 悗（mán 蛮）：烦闷。

问：湿温重症，至于有汗不退热，势甚危险，今用清解法数剂而愈，何其速也？曰：湿温与春温同，治宜清疏，不宜发散。盖湿久化热，由内而伤，非若伤寒自外感也。治者概用发散取汗之法，汗即心液也。汗愈多则津液愈亏，内伏之湿邪反滞而不化，热何能退？况此人素质阴虚，汗出营亏，所以头疼、腰痛、胸悗、恶心诸症俱见，渐入险途。急用清解和阴，以救阴液，所谓壮水之主，以制阳光也。故得汗敛热退，舌苔渐见黄燥。再于清利中加萎、贝以化燥，自然二便通行，湿温内溃，有不脉静身凉者乎？治此症须记湿久化热，在里而不在表便可，不致表散乱投，误人性命矣。(《吴门治验录》)

【评议】湿温与阴虚看似相互对立，但临床湿温病兼夹阴虚者并不罕见，究其原因不外湿温久蕴伤阴津、阴虚体质患湿温、苦燥渗利之品伤阴三端。本案正是素体阴虚湿温内蕴，此类患者用药须多加注意，除顾氏于案后问答中指出的"不可乱投表散"外，滋阴药物的使用也十分关键。吴鞠通尝谓湿温"润之则病深不解"，因"湿为胶滞阴邪，再加柔润阴药，二阴相合，同气相求，遂有固结而不可解之势"，遂提出湿温禁润之说；而燥湿之品，又易使阴伤更甚，不仅助热为虐，而且易致阴枯液涸。但不少医家认为，补充津液一来可助恢复脏腑气化，二来津液充足可解湿热胶结，因而合理滋阴可助祛除湿热，但为免留邪之弊、阻碍气机，使用须当谨慎：脾虚湿滞而阴津未明显受损者、阳虚阴盛者、湿温初起者勿用滋阴；药物则当选用滋而不腻之品，路志正认为"用养阴化湿法，常用太子参、西洋参、南北沙参、石斛、莲肉、生山药等，养阴液兼行脾气祛湿。实有治湿兼顾于燥，治燥不碍于祛湿之功"，本案中顾氏亦多选用此类药物，想来正合此意。至于平素体质与病情传变、转归及治疗的关系，本案已贯穿于字里行间。

肥人气虚多痰郁证治案

卜晦叔三摆渡

脉象滑数，左寸带郁，右关兼洪，此由痰火久伏于胃，近缘心郁火生，触动胃中痰火，更当燥令，故有胸膈痞恹，夜不能寐，口渴便结等症，急宜宣痞清胃为治。

瓜蒌仁四钱　川贝母三钱　川郁金五分　茯神四钱，朱拌　制半夏一钱五分　鲜竹茹一钱，水炒　枳实五分　鲜霍斛五钱　炒山栀三钱　秫米三钱　金萱花五钱

合欢皮五钱，长流水煎浓汤代水。

又　服宣痞清胃，夜稍得眠，脉象滑数已缓，左寸右关但嫌虚而不静，自述心热火生，大有不能自主之意，究系营虚火郁，拟服蛮煎加减。

茯神五钱，朱拌　麦冬肉三钱，朱拌　鲜霍斛五钱　细生地五钱　细木通一钱　炒山栀三钱　陈胆星三分，溶　粉丹皮一钱五分，炒　生甘草五分　醋煅灵磁石三钱

又　脉象渐平，两关仍大，症虽稍愈，肝胃仍未能和，故精神恍惚，口苦胸热，大便结燥，再用宁心和胃一法。

生首乌四钱　茯神五钱，朱拌　柏子仁三钱，炒　酸枣仁三钱，半生半炒　细生地五钱　炒山栀三钱　粉丹皮一钱五分　陈胆星三分，溶　陈皮一钱　真血珀五分，研极细冲　醋煅磁石四钱　竹叶五片

又　照前方加：泡淡海蜇一两

荸荠五钱，去皮，煎汤代水。

又　脉象又复沉郁，据述昨夜赴席饮酒不多，忽然神志昏瞀，少腹急痛，头汗渐出，大有昏厥之象，得便稍愈，此气机郁滞，上下不能流通，若不加意调摄，恐渐入厥中一路。

竖劈党参八钱　陈皮一钱　川郁金五分　原生地六钱，酒洗　茯神五钱，朱拌　川石斛三钱　明天麻五分，面包煨　石决明一两，盐煮

煎好送桑麻丸四钱。

又　脉象渐和，惟右关滑字尚不能免，夜少得寐，寅卯时必醒者，风木正旺之时也。养水涵木，培土化痰，是一定治法，仍宜静养为主。

竖劈党参一两　陈皮一钱　制半夏一钱五分，秫米炒　大熟地八钱，水煮　茯神五钱，朱拌　枣仁三钱，炒　川石斛三钱　远志一钱，甘草水浸　石决明一两，盐煮　醋煅灵磁石三钱

煎好送　桑麻丸四钱

膏滋方：

竖劈党参六两　大有芪三两，淡盐水炙　真於术二两，土炒　大熟地六两，水煮　白归身四两　炒白芍三两　茯神四两，朱拌　酸枣仁三两，川连一钱煎汤炒去连　远志二两，甘草水浸　半夏二两，秫米炒　陈皮一两　石决明八两，盐煮　灵磁石一两，醋煅　合欢皮八两　金针菜十二两　桂圆肉六两　麦冬肉二两

上药，用井水浸一宿，细火熬浓汁，去渣，炼蜜收膏，以磁瓶安贮窨窨土地上一二日，出火气，临卧开水冲服四钱。

问：肥人气虚多痰，此公体壮善食，行动气急，扶正化痰，既得闻命矣。但素性潇洒脱俗，旷达为怀，何郁之有？今独以郁火生痰主治，诸症俱痊，何也？曰：万物不遂其性则郁，此公虽潇洒旷达，而性直气刚，刚则近燥，又好为排难解纷，焉能事事如己意，不得不委曲周旋，而无形之郁生矣。郁则气结火生，胃中所聚痰火，乘之上越，而肺气失司降之权，此病之所由生也。夫肺气下交于肾则眠，道家所谓母藏子胎，《内经》所谓气归于肾也。今营虚火郁，夹痰阻中，金畏火克而不敢归，故不成寐，夜寐不安则众火参差，中多恍惚，渐有虚越之患。自又以调气养阴镇纳为要，究竟无形之气易补，且性爽直者，郁亦易疏，善加排遣调摄，故得全功，不然恃性更张，不耐缓调，药饵乱投，未有不变成厥中者，调理可忽乎哉！（《吴门治验录》）

【评议】常道气郁之人易致郁，殊不知素体气虚之人亦易罹此证。现代学者杨慧清通过总结汇通派医家张锡纯辨治肝病的学术思想，从"肝主气化"立论，认为气虚会导致"肝虚不能疏泄，相火即不能逍遥流行于周身，以致郁于经络之间，与气血凝滞，而作热作痛"，因此临床上气虚与气郁往往相互为病。郁证虽多责之肝郁，然而肝主疏泄，喜调达，气虚必致气血运行不力，影响肝疏泄的功能而致郁。本案患者体质系"肥人气虚多痰"，其病机为气虚致郁，故以益气养阴为主，寓疏于补，所幸素性洒脱旷达，郁亦易疏，未投大剂疏散而收全功。

素体气虚多痰患湿热痹证治案

钱啸岩军门 浙江

脉象沉大弦滑，素体气虚多痰，加以风湿化热，积于阴络，故两足发肿，不能行动。年过六旬，气虚下陷，湿热有增无减，先用扶正利湿消肿一法。

生黄芪二钱　汉防己一钱五分，酒炒　茯苓皮三钱　鹿衔草一钱五分　生於术一钱　炒神曲一钱五分　蔻仁五分　防风根一钱　桑枝二钱，盐水炒

麻骨一两，煎汤代水。

洗药方：

香樟木皮四两　皂角两挺　红花一钱　归尾五钱　凤尾草五钱　络石藤五钱　风化硝三钱

水酒各半，煎浓温洗。

又　脉象弦滑稍减，右仍沉大，两足肿胀稍松，足面坚硬未消，前方既合，再为加减。

生黄芪三钱　汉防己一钱五分　牛膝一钱五分，酒炒　鹿衔草二钱　生於术一钱五分　茯苓皮一钱五分　生薏米三钱　杜仲三钱　川断一钱五分

麻骨—两，煎汤代水，和入陈酒一杯。

又　照前方加：泽泻—钱

酒药方：

鹿衔草六两　白术二两　枸杞子三两　覆盆子—两　仙灵脾—两　杜仲三两, 盐水炒　炒川断二两　川草薢三两　泽泻—两　生黄芪三两　汉防己二两牛膝—两五分　麻骨三两　薏米三两　橘皮二两　川通草五钱

上药，用新汲水煎浓，以绢袋盛贮，无灰酒二十斤，将袋连汁泡内，每晚随量温服。

问：此症衰年足肿，闻其医治数月，俱未见效，今药无数剂，竟收全功，何其速也？口：用药如用兵，在精不在多，知敌既审，兵出自然有功。如前症虽年过六旬，而形神尚壮，且由武弁①擢②至军门，平日饮酒啖炙，痹已兼入，偶因湿热下注，两脚发肿，治者非利湿太过，即温补早用，故未得中其肯綮。今认定气虚湿注，又借泽、术、鹿衔法加以扶气活血，内外兼治，自无不速效之理。《本经》称鹿衔专主风湿痹、历节痛，《素问》用泽、术治酒风，取其能除痹着血脉之风湿也。今用以为君，佐以黄芪、防己为之向导，与泛泛治湿套剂不同，所谓在精不在多也。虽属一时幸中，若能执法以治病，何病不除，又岂区区一脚肿哉！（《吴门治验录》）

【评议】痹者闭也，贵在宣通，本案患者虽为气虚之体，但兼夹痰湿之质，故纯用腻补无益，反滋壅塞。顾氏体证兼顾，内外兼治，药中窾窍，效验自彰。

体质阴虚湿蕴生痰咳嗽痰血治案

顾　嗜酒多湿，湿蕴生痰。体质阴虚，烦劳伤气。去冬咳嗽，须微带

---

① 武弁（biàn 变）：也称武冠，指武官的礼冠，后以此指代武官。
② 擢（zhuó 拙）：提拔。

血，行动气升，至今不愈。诊脉虚小，恐加喘急。兹以金水六君煎加味。

大熟地　半夏　陈皮　茯苓　款冬花　杏仁　蛤壳　五味子　麦冬　胡桃肉

另金水六君丸，每朝服三钱，淡盐花汤送下。(《王旭高临证医案》)

【评议】体质阴虚，痰湿内蕴而见咳嗽、痰血，显属本虚标实之证。金水六君煎中熟地、当归补养营血以滋肺肾之阴，复合二陈汤祛湿化痰。处方中又加麦冬、五味子、胡桃肉纳气归肾，款冬花、杏仁、蛤壳增强化痰之功。不失是体病兼治的佳案。

瘦人多火体质关乎病情演变案

嘉兴张 细绎病源，本属暑湿热三气之因也，始而湿秘，后以热结，所感暑邪能不久变乎？然此初、中、末三者，而道其常，尚未言其变。所变者何？昔肥今瘦，瘦人多火，湿已化火，火已就燥，而况更有变者。痰结肺经，而取效葶、杏，热结肠间，又增大便如栗。甚至肺与大肠相为表里，二金同受火刑，皮肤燥脱，岂非湿生痰，痰生热，热生风之一验乎？若夫水液混浊皆属于热，内热生痿，不能起床，鼻之燥、耳之鸣，眼之泪，热象不一而足，阴亦不一而伤。至于口中不渴，似属令人不解，然亦不难。曰久病入络，络亦主血，血主濡，所以但干而不渴耳。宗无阴则阳无以化例，请政。

鲜首乌　姜炒山栀　石决明　方解青盐　杏仁　牛膝　柏子仁(《曹仁伯医案论》)

【评议】瘦人多火，其体质在本例病情演变上起着决定性的作用，故处方以辨体施治为主，结合证情而治，用药虽简，却恰到好处。

因人因时因地制宜治暑病案

李进之兄油行徽伙余姓行二，年三十岁，六月出门讨账，抱恙而回。医者以为受暑，投以清凉，忽变周身寒冷，热饮嫌凉。诊其脉沉细若无，知其体本阳微，虽当夏令仍属感凉，以桂附理中汤用附子一钱，如弗服也加至二钱，如弗服也加至三钱，身寒稍减而热饮仍凉，直加至五钱乃日见有效，计服附子二斤许，症乃全愈。盖其家婺源皆服山涧之水，其性极寒，生斯地者体多偏寒，以寒体受寒凉服寒药，故一寒至此，医贵审时兼宜度地，非易易也。然予之所以敢用重剂者，由先得叩朗山先生之教也。（《仿寓意草》）

【评议】中医治病强调"因时、因地、因人制宜"。本例患者居处极寒，其人"体本阳微"，于是虽值夏令感邪为病，仍当以"感凉"目之，古有"阴暑"之名，殆此意也。故用桂附理中汤治之，且附子之量逐日加之，症乃获愈。其实，体质阳虚当是发病和立法处方的重要依据。

少年体弱阳虚夹饮咳嗽咯血治案

陈　十六岁　少年而体质本弱，六脉弦细而软，五更咳嗽，时而吐血，应照阳虚夹饮吐血论治。又劳者温之治法，与小建中汤，加茯苓、半夏。

白芍六钱，炒　姜半夏三钱　生姜三大片　桂枝四钱　云苓五钱　胶饴八钱，化入　炙甘草三钱　大枣二枚，去核

多服为妙。（《吴鞠通医案》）

【评议】患者年少，素体本虚，又患咳嗽、吐血等病。吴氏辨证为阳

虚夹饮证，治疗遵《黄帝内经》"劳者温之"之意，方用小建中汤以治其阳虚，合小半夏汤以治其饮证，标本同治，并嘱其多服之，以改善其本虚体质。

瘦人阴虚体质患噎膈治案

王　左尺独大，肾液不充，肾阳不安其位，尺脉以大为虚，《经》所谓阴衰于下者是也。右手三部俱弦，食入则痛，《经》所谓阳结于上者是也。有阴衰而累及阳结者，有阳结而累及阴衰者。此证形体长大，五官俱露，木火通明之象。凡木火太旺者，其阴必素虚，古所谓瘦人多火，又所谓瘦人之病，虑虚其阴。凡噎症治法，必究阴衰阳结，何者为先，何者为后，何者为轻，何者为重？此症既系阴虚为本，阳结为标，何得妄投大黄十剂之多？虽一时暂通阳结，其如阴虚而愈虚，何业医者岂不知数下亡阴乎？且云歧子九法，大半皆攻，喻嘉言痛论其非，医者岂未之见耶？愚谓因怒停食，名之食膈，或可一时暂用，亦不得恃行数用。今议五汁饮果实之甘寒，牛乳血肉之变化，降胃阴以和阳结治其标，大用专翕膏峻补肝肾之阴，以救阴衰治其本，再能痛戒恼怒，善保太和，犹可望愈。

真大生地四斤　人参四斤　杭白芍四斤　清提麦冬四斤　阿胶四斤　蔡龟胶四斤　山萸肉二斤　鳖甲四斤　芡实二斤　沙苑蒺藜四斤　海参四斤　鲍鱼四斤　猪脊髓一斤　羊腰子三十二对　鸡子黄六十四个　云苓块四斤　乌骨鸡一对　牡蛎四斤　莲子四斤　桂圆肉二斤　白蜜四斤

取尽汁，久火煎炼成膏。（《吴鞠通医案》）

【评议】患者阴虚体质，得噎膈之病。吴氏认为噎膈之病机有阴衰、阳结两端，并有先后轻重之别。此患者形体消瘦，属阴虚火旺之体，辨证为本虚标实证，其阴虚为本，阳结为标。治疗用专翕膏（药物组成：人参、茯苓、龟板、乌骨鸡、鳖甲、牡蛎、鲍鱼、海参、白芍、五味子、麦冬、羊腰子、猪脊髓、鸡子黄、阿胶、莲子、芡实、熟地黄、沙苑蒺藜、白蜜、枸杞子）峻补肝肾之阴，"以救阴衰治其本"。并告诫要"戒恼怒，保太和"，则病可望治愈。

小建中汤化裁治先天不足虚损案

施 二十岁 形寒而六脉弦细，时而身热，先天不足，与诸虚不足之小建中法。

芍药六钱 生姜四钱 大枣四枚，去核 桂枝四钱 炙甘草三钱 胶糖一两，去渣化入

前方服过六十剂，诸皆见效，阳虽转而虚未复，于前方内减姜、桂之半，加柔药兼与护阴法。

大生地五钱 五味子二钱 麦冬四钱，连心（《吴鞠通医案》）

【评议】患者先天不足，形寒脉弦细，为阳虚之证，吴氏用小建中汤治之。服药六十余剂后，诸症缓解，"阳虽转而虚未复"，故仍治用小建中汤，桂枝、生姜之量减半，再加生地、麦冬、五味子以滋其阴。

体质阴虚而病痰血喘急治重护津益阴案

岳 少年体质阴亏，兼伤烦劳，脉虚促，热渴颊红，痰血喘急，速进糜粥以扶胃，食顷喘定，症宜清调肺卫，润补心营。甜杏仁、阿胶（水化）、沙参、川贝、茯神、枣仁、麦门冬、石斛、萎仁、黄芪（蜜炒）。三服脉匀症退。继进燕窝汤，嗽喘悉止。治以培土生金，潞参、山药、炙草、

玉竹、五味、茯神、杏仁、莲子、红枣，食进。丸用加减都气而安。(《类证治裁》)

【评议】劳伤之疾，因虚而感，本案患者形体未充，禀赋阴虚，而肺为华盖，居阳位而为阳脏，阳盛蕴热，易伤阴液，是以伤于烦劳而肺阴受损，痰喘急发。案中先后遣方三次，其间并用食疗之法，始终贯穿护津益阴之旨。值得留意的是，案中气喘发作时，未先予汤药，而是速进糜粥，此法可保胃气、存胃津，胃阴滋润，水谷精微方能上注于肺，有培土生金之妙，对于本案阴虚体质患者，尤为恰当。

骨痿治证为主兼顾调体案

族某　禀赋素弱，中年暑热伤气，神倦嗜卧，食少肢麻，闻腥欲呕，脉右虚左促。按东垣论长夏湿热损伤元气，肢倦神少，足痿软，早晚发寒厥，日午热如火，乃阴阳气血俱不足也。此症虽未至甚，然热伤元气，久则水不胜火，发为骨痿。先服清暑益气汤，苍术改生白术，去泽泻、升麻、干葛，加归、芍、半夏、石斛、茯神。后服生脉散，又服大补元煎，加橘络、桑枝膏，丸服而安。(《类证治裁》)

【评议】"骨痿"之症，以虚为本，多由温热毒邪或湿热浸淫，耗伤肺胃津液而成，本案患者禀赋素弱，元气亏虚，加之暑热复伤元气，则如景岳所言："元气败伤则精虚不能灌溉"，痿证由是而作。感受暑热未几，而虚弱之体日久，"当先治其卒病，后乃治其痼疾也"，故先予清暑益气汤清除暑热，生津益气，再予生脉散、大补元煎培补元气。此番用药之先后，体现了辨体辨证结合施治中治证为主，兼顾调体。大补元煎出《景岳全书》，由人参、山药、杜仲、熟地黄、当归、枸杞子、萸肉、炙甘草组成，功能补养元气。本人对禀赋虚弱体质，常以此方调理，尤其是冬令进补膏方，更为适用。

老人咳喘发时平气定喘缓解时扶正培本案

倪　年近七旬，木火体质，秋嗽上气喘急，痰深而黄，甚则不得卧息，须防晕厥。治先平气定喘，蜜桑皮、苏子、杏仁、川贝母、茯神、栝蒌、百合。二服后，加白芍药、麦门冬。述旧服两仪膏痰多食减，今订胶方，减用熟地（砂仁末拌熬晒干）四两，高丽参一两，茯苓三两，甜杏仁（炒研）五两，莲子八两，枣仁一两，枇杷膏四两，燕窝两半，橘红八钱，贝母一两，山药三两，阿胶一两，各味熬汁，阿胶收，开水化服。（《类证治裁》）

【评议】据《灵枢》载，木火之人"能春夏，不能秋冬，秋冬感而病生"，叶天士《临证指南医案》总结木火体质"色苍形瘦，身心过动，体质偏热"，易热为病者，阴气素衰。本案患者秋季感邪而作咳喘，以其"痰深而黄"，知其所感多为温热之邪，"温热阳邪也，阳盛必伤人之阴液"，又逢其木火体质，两阳相劫更能化燥伤及人体阴津。加之患者七旬之龄，肾精衰微，纳气无权，故喘甚不能卧息，并有晕厥隐患。本案中先予汤药平气定喘，俟卒病瘥后予膏方调体，缓缓图治。且时值秋令，此时以膏方调补，尤为适宜。

肥人虑虚其阳治案

何氏　肝郁失畅，循经则头项作胀，乘脾则痰浊化酸，入络则肌肉刺痛，腋下零湿，经信愆期，左关沉弦。治在疏肝，佐以渗湿，厚朴、香附、郁金、白芍药、茯苓、金橘皮、山栀、钩藤、当归须。三四服诸症减，自述平昔肠鸣，必倾泻乃爽。亦木气乘土之咎，且肥人虑虚其阳。前方去郁金、山栀，加制半夏、炒白术、薏苡仁、炙草。经亦调。(《类证治裁》)

【评议】妇人性格多内向，多愁善感，易于抑郁，是以"气郁"之体较男子多见。气郁则升降出入功能失常，水谷精微代谢失司，清者不升，浊者不降，聚浊为膏脂，以致肥胖；而肥人少动，痰湿脂膏聚积，更易阻滞气机。本案中妇人肝气郁滞，且形体肥胖，诸恙由此而生。尤其值得注意的是，"肥人虑虚其阳。前方去郁金、山栀，加制半夏、炒白术、薏苡仁、炙草"，洵根据患者的体质，决定用药之取舍，其辨体辨证结合施治，跃然纸上。

体质属火伤于时毒因人因时制宜治案

胡　时毒误药成淋，咳嗽声哑，脉细模糊，思面色苍赤，体质属火，时毒谬用补托，溺道不清，淋久肾虚火炎金燥，致呛嗽失音，遂成重症。今夏初巳火主令，嗜寐健忘恍惚，心神溃散，焉能摄肾。速用滋阴泻火，冀秋深气肃，得金水相涵，火毒平，音渐复。元参、生地、麦冬、贝母、丹皮、龟甲、茯神、远志、土茯苓、淡竹叶，井华水煎。廿服淋愈音响。加熟地、阿胶、甜杏仁、枣仁，蜜丸服，症平。(《类证治裁》)

【评议】患者体质属火，津液易伤，加之时毒误用托补，火热勃发，变证蜂起，遂成重症。尤其虚者，正值"巳火主令"之时，不啻火上浇油，病势益剧，遂致"心神溃散"。治疗速予滋阴泻火，希冀秋深气肃，得金水相涵，以平其火毒，病获转机。嗣后再进滋补肺肾之剂，则诸症悉平。本案不仅虑及患者体质，更兼顾时令节气，借时气为己用而奏奇效，洵"因时制宜"之范例。

木火体质病膈治案

蒋　色苍形瘦，是体质本属木火，食入脘阻呕沫。《经》言三阳结，谓之膈。夫三阳皆行津液，而肾实五液之主。有年肾水衰，三阳热结，腐浊不行，势必上犯，此格拒之由，香岩先生所谓阳结于上，阴衰于下也。通阳不用辛热，存阴勿以滋腻。一则瘦人虑虚其阴，一则浊沫可导而下。半夏（青盐拌制）、竹茹、蒌霜、熟地炭、杞子炭、牛膝炭、茯苓、薤白、姜汁。数服渐受粥饮，兼服牛乳数月不吐。（《类证治裁》）

【评议】色苍形瘦，是木火体质之外在表现。《医宗金鉴》谓："三阳热结伤津液，干枯贲幽魄不通"，本案患者二便不通，热结不散，灼伤阴液。治疗当予下热结，存阴液，且木火之体阴液素虚，不能充养形体，故而更应兼顾。方中熟地、杞子、牛膝等药予以炭制，乃遵叶天士"存阴勿以滋腻"之训故也。

误服青麟丸变证百出关乎体质案

七月十八日夜，予患霍乱转筋甚剧，仓卒间误服青麟丸钱许，比晓急邀孟英诊之。脉微弱如无，耳聋目陷，汗出肢冷，音哑肌削，危象毕呈。眉批：可见浙人禀赋之薄，若幽、冀之人，即误服青麟丸数钱，亦不至如斯之甚也。药恐迟滞，因嘱家慈先浓煎高丽参汤，亟为接续。随以参、术、白芍、茯苓、附、桂、干姜、木瓜、苡仁、扁豆、莲实为方，一剂而各证皆减。次日复诊，孟英曰：气分偏虚，那堪吐泻之泄夺？误饵苦寒，微阳欲绝。昨与真武、理中合法，脾肾之阳复辟矣。刚猛之品，可以撤去。盖吐泻甚而津液伤，筋失其养则为之转，薛生白比之痉病，例可推也。凡治转筋，最要顾其津液。若阳既回而再投刚烈，则津液不能复，而内风动矣。此治寒霍乱之用附、桂，亦贵有权衡，而不可漫无节制，致堕前功也。此一段议论极精微，凡用寒用热，俱宜具此权衡，方无过当之弊。否则药虽中病，而服之不止，反受其害矣。喻氏论中寒证亦具此意。即于前方裁去姜、附、肉桂，加黄芪、石斛，服至旬日而愈。予谓此番之病，危同朝露，若非孟英，恐不能救。常闻张柳吟云：但使病者听孟英论病之无微不入，用药之无处不到，源源本本，信笔成章，已觉疾瘳过半。古云：檄愈头风 [①]。良有以也。（《回春录》）

【评议】案中眉批云："可见浙人禀赋之薄，若幽、冀之人，即误服青麟丸钱许，亦不至如斯之甚也。"道出了地区方域不同，会影响人的体质。

如所周知，人与自然是一个统一的整体，生活在不同地区的人，由于受当地自然环境及生活条件的影响，使人体在组织结构和生理功能上形成种种不同的特征，对此古人早有较为深刻的认识，如《素问·异法方宜论》有明确论述："东方之域……其民皆黑色疏理"，"西方者……其民华食而脂肥"，"北方者……其民乐野处而乳食，脏寒生满病"，"南方者……其民皆致理而赤色"。还指出由于地域不同造成体质有异，其产生的疾病和治疗方法亦有差别。后世医家徐洄溪在《医学源流论》中也说："人禀天地之气以生，故其气体随地不同。西北之人气深而厚……东南之人气浮而薄。"本例误服青麟丸所造成的变证以及孟英补偏纠弊的治疗方法，足以观得体质在发病学和治疗学上的重要地位。

伤暑不究体质误汗致脱用救逆汤获痊案

胡秋纫于酷热时偶有不适，医以柴、葛、香薷散之，反恶寒胸痞，更

---

① 檄愈头风：檄，檄文，古代官府用以征召、讨伐等的文书；愈，超过；头风，头痛病。比喻檄文尖锐辛辣。

医用枳、朴、槟榔以泻之，势日剧。延孟英视之，自汗不收，肢背极冷，奄奄一息，脉微无神。曰：禀赋素亏，阳气欲脱，此必误认表证使然。与救逆汤加参、芪，服之渐安。继以补气生津，调理匝月而痊。（《回春录》）

【评议】是患禀赋素虚而罹患暑病，前医不究体质，乱投发散、下气之药，以致病势日剧，阳气脱旋至。孟英采取体病结合治疗方法，遂挽狂澜于既倒，救危证于倾刻。从此案不难看出，临床诊治疾病，务必要审度患者的体质，注重辨体施治与辨证施治有机结合，方能避免误诊误治，确保疗效。

三因制宜治愈数例疟疾案

海阳赵子升，辛卯夏病疟，急延孟英诊之。曰：暑热为患耳，不可胶守于小柴胡也。与白虎汤，专清暑邪。一啜而瘳。甲午秋，范丽门患温疟，孟英用白虎加桂枝清热兼驱风。以痊之。丙申夏，盛少云病湿热疟，孟英以白虎加苍术汤清热兼燥湿。而安。己亥夏，予舅母患疟，服柴胡药二三帖后，汗出昏厥，妄语遗溺。或谓其体质素虚，虑有脱变，劝服独参汤，幸表弟寿者不敢遽进，乃邀孟英商焉。切其脉洪大滑数，曰：阳明暑疟也，与伤寒三阳合病同符。处竹叶石膏汤清热兼益气。两剂而瘳。庚子夏，滇人黄肖农自福清赴都，道出武林，患暑疟。孟英投白虎汤加西洋参清热益气与前方意同。数帖始愈。辛丑秋，顾味吾室人患瘅疟，孟英亦主是方而效。庄芝阶中翰张安人，年逾花甲，疟热甚炽，孟英审视再四，亦与竹叶石膏汤而安。闻者无不惊异，予谓：如此数证，体分南北，质有壮衰，苟非识证之明，焉能药与病相当而用皆适宜哉！（《回春录》）

【评议】数人同病疟疾，孟英根据证情，分别施于白虎汤、白虎加桂枝汤、白虎加苍术汤、竹叶石膏汤、白虎加参汤等方而获愈。究其获效的原因，孟英谓："如此数证，体分南北，质有壮衰，苟非识证之明，焉能药与病相当而用皆适宜哉！"体质与施治关系，洵一语中的，值得细玩。

气虚瘀血气郁兼夹体质病虚劳辨体辨证结合施治案

吴馥斋令姊，禀质素弱，幼时凤山诊之，许其不秀。癸巳失其怙恃[①]，情怀悒悒，汛事渐愆，寝食皆废，肌瘦吞酸，势极可畏。孟英以高丽参、盐水炒黄连、甘草、小麦、红枣、百合、茯苓、牡蛎、白芍、旋覆花、新绛等治之，各恙渐已。甘以缓之，苦以降之，酸以敛之，皆古圣之良法也。继参、归、地滋阴，康强竟胜于昔。（《回春录》）

【评议】禀质素弱加之情怀悒悒而病虚劳，月经愆期，这与《内经》"二阳之病发心脾，有不得隐曲，女子不月，其传为风消，其传为息贲者，死不治"颇相吻合。究其发病机制与体质密不可分，从现代体质分类来看，患者颇似气虚质、瘀血质、气郁质的复合体质。故处方以独参汤、甘麦大枣汤、旋覆花汤合化。

体质不齐药难概用案

予荆人娩后恶露不行，或劝服生化汤，适孟英枉顾，诊曰：阴虚内热，天令炎蒸，虽赤沙糖不可服也。以生地、丹参、丹皮、豆卷、茺蔚子、茯苓、桃仁、山楂、栀子、泽兰、琥珀，投之即效，且无别恙而易健。眉批：不寒不燥，真阴虚血滞者之良剂。可见体质不齐，药难概用。况其致病之因不一，病机传变无穷。语云：量体裁衣。而治病者可不辨证而施治耶？孟英

---

① 怙恃（hù shì 户士）：父母的合称。语本《诗·小雅·蓼莪》："无父何怙，无母何恃！"

尝曰：凡产后世俗多尚生化汤，是以一定之死方，疗万人之活病。体寒者固为妙法，若血热之人，或兼感温热之气者，而一概投之，骤则变证蜂起，缓则蓐损渐成。眉批：通人之论，无论寒药热药用不得当，皆足误人，不可不知。人但知产后之常有，而不知半由生化汤之厉阶①，此风最胜于越，方本传于越之钱氏。自景岳采入八阵，遂致流播四海，人之阴受其害者，数百年矣，从无一人能议其非，今特为此长夜之灯，冀后人不致永远冥行，或可稍补于世。但景岳最偏于温补，而独于产后一门，力辨丹溪大补气血为主之非，可谓此老之一隙微明，惜犹泥于产后宜温之谬说，盖由未入仲圣之宫墙也。（《回春录》）

【评议】产后服生化汤，浙省颇为盛行，乃得之《景岳全书·妇人规》。盖生化汤性温活血，若一概用于产后，这对体质阴虚内热者，显然不相符合，反而会引起"药病"，诚如案中所说："体质不齐，药难概用"，惟有"量体裁衣"，始为合宜。本案给医者启发良多，未可草草读过。

论病必究体质治痢两案

邪陷入里，疟变为痢，古称经脏两伤，方书都以先解外，后清里。拙见论病先究体质，今素有血症，且客游远临，从阴虚伏邪是用药须避温燥劫阴矣。鼻煤龈血，舌张干涸，阴液有欲尽之势，奈何邪热内迫，有油干焰灭之危。医见病治病，不审肌如甲错，脉细尺不附骨，入夜烦躁不寐。议以护阴，急清阴中之邪热。

生鸡子黄　黄柏　清阿胶　白头翁　北秦皮　小川黄连　细生地（《回春录》）

---

① 厉阶：指祸端；祸患的来由。

【评议】"论病先究体质"，乃是医者南针，临床不可见病治病，务需审察患者平素体质，结合当前病症，两者结合施治，始能全面。当然，中医还有标本缓急学说，所说"急则治其标，缓则求其本"，临床亦当参究，因此辨体论治与辨证论治，应区分何者为主，何者为次，何者为急，何者为缓，灵活掌握为宜。

夏秋痢疾，大率水土湿热致病，用药都主苦寒攻消清火最多，但体质久虚，带淋经漏，当利起经带交炽。因时病累及本病，未宜香、连、槟、朴、大黄大泄之剂矣，良由下焦不固，利必亡阴，小肠气郁，粪垢欲出，痛坠不爽。此宣通垢滞，又必顾护阴气。凡看病必究体质，勿通套混治。

细生地　炒银花　炒黑砂糖　炙黑甘草　稆豆皮　炒楂肉　炒白芍
（《回春录》）

【评议】"凡看病必究体质，勿通套混治"，诚为阅历有得之见。试观本例痢疾诊治，贯穿着这一学术观点。一般来说，夏秋痢疾，大多"主苦寒攻消清火"之剂，方如白头翁汤、木香槟榔丸之类"套路"。然王氏则根据现症（时病），结合旧疾（本病），特别是患者的体质状况，不拘通套，灵活变通，所谓"知其常而达其变"，不愧是医林高手。

南人禀赋柔弱而病伤寒治案

发热恶寒，头项强痛，无汗胸痞，脉浮紧细。证属正伤寒，南方所罕见。询系连朝营墓辛勤，届在严寒，又居旷野。太阳表证悉具，宗仲圣不汗出而烦躁者，大青龙汤主之。

麻黄五分　桂枝五分　防风一钱　杏仁三钱　甘草四分　羌活七分　生石膏三钱　生姜五分　大枣二枚

诒按：证在初起，似不必遽用石膏。就案中所述，乃麻黄汤的证。

再诊：病甫两日，太阳证未罢，而阳明、少阳证已悉具。可知南人禀赋柔弱，其传经之迅速若此。汗既未畅，拟三阳并泄。

麻黄四分　柴胡四分　白芷七分　葛根七分　羌活五分　杏仁三钱　连翘一钱五分　黑山栀一钱五分　姜渣五分　大枣三枚

三诊：汗畅热解，烦躁已除，脉转细小，形疲体酸，嗜卧而思纳谷矣。其发也凶悍，其传也迅速，其退也亦易易。究属质弱者，易感易达，不若北方风气刚劲，禀赋厚而腠理实，必至传遍六经乃已。是证若宗三时六气治之，势必淹缠几候耳。拟和营卫法。

桂枝四分　橘白一钱　姜渣三分　防风七分　茯苓三钱　桑枝五钱　秦艽一钱五分　大枣二枚

诒按：南方少正伤寒证。方案虽平浅，宜存之，以扩闻见。(《(评选)爱庐医案》)

【评议】人类居处方域的不同，地势有高低之殊，水土有厚薄之分，气候有寒热燥湿之异，体质自然有别，这在《素问·异法方宜论》中有精辟的论述。本案患者系"南人禀赋柔弱"而病伤寒，故"其传经之迅速若此"，与北人"禀赋厚而腠理实"者有所不同，其体质关乎发病和病邪从化及病情传变，由此可见一斑。

辨体与辨证分先后缓急施治案

汪子与病革①，始延孟英视之。曰：阴虚之质，暑热胶锢，殆误投补药矣。乃叔少洪云：侄素孱弱②，医投熟地等药十余剂耳。孟英曰：暑热证必看邪到血分，始可议用生地，何初病即进熟地？岂仅知禀赋之虚，未睹

---

① 革：通"亟"，危急。
② 孱（chán 馋）弱：瘦小虚弱。

外来之疾耶？昔贤治暑，但申表散温补之戒，讵料今人于律外，更犯滋腻之辜，而一误至此，略无悔悟，不啻如油入面、如漆投胶，将何法以挽回哉！越日果卒。夫小米舍人，仅此一脉，完姻未久，遽尔珠沉，殊为惨然。冬间吴忻山亦惟一子，素禀虚怯，滋补颇投，医者不察其患温发热，金谓阴虚，竟投滞腻培元之剂，乃至舌黑卷短，唇焦溺赤。孟英一诊即云不救。顾听泉竭力图维，终不能愈。按虚人受感，每蹈此辙，特录以为戒。（《王氏医案续编》）

【评议】叶天士曰："温邪则热变最速"，结合本案临证当以速去上焦暑热为要，务使邪气速溃，使无犯下焦，后再补养肝肾治其本。上案中两例未予驱邪而反先予滋补调养，使病邪胶锢，以致不救。辨体论治固然要紧，但不应拘泥，应根据病情的标本缓急，随证变法，方合《内经》"急则治其标，缓则治其本"之义，临证当以此两例为戒。

五人病疫体质不同转归治法有异案

翁嘉顺室，娩后发热，竹林寺僧治之不应，温、龚二医，皆主生化汤加减，病益剧。请孟英诊之，脉软滑微数。曰：素体阴亏，热自内生，新产血去，是以发热。惟谵妄昏瞀，最是吓医之证，渴喜热饮，宛似虚寒之据。宜其猜风寒而表散，疑瘀血以攻通，帖帖炮姜，人人桃、桂，阴愈受劫，病乃日加。眉批：凡痰饮内盛之人，服寒热药，皆如石投水，人皆以为禀赋之异，不知皆痰饮为患也。幸而痰饮内盛，津液未致涸竭，与蠲饮六神汤去橘、半，加西洋参、生地、花粉、竹茹、知母、生白芍为剂。数日而瘳。逾旬复发热，或疑凉药之弊，或谓产蓐成劳，众楚咻之，病渐进矣！其小姑适吴氏者，向役于冥曹，俗谓之活无常，偶来探病，忽仆地而僵，口中喃喃。或问汝嫂病何如？答云：须服王先生药。人皆异之。次日仍乞诊于孟英。

曰：脉浮数而弦，是风温也，与前病异。便泻无溺，肺热所迫，大渴无苔，胃汁受烁。亟与天生建中汤频灌，即蔗汁也。药主大剂甘凉，果得津回舌润，渐以瘥可。病染于姑，孟英诊曰：高年阴气太亏，邪气偏盛。《玉版论要》云：病温虚甚死。言人之真阴甚虚，曷足以御邪热而息燎原，可虞在两候之期乎？至十四天果殒。而嘉顺亦染焉，初发热即舌赤而渴，脉数且涩，孟英曰：非善证也。盖阴虚有素，值忧劳哀痛之余，五志内燔，温邪外迫，不必由卫及气，自气而营。急与清营，继投凉血，病不稍减。且家无主药之人，旁议哗然。幸其旧工人陈七，颇有胆识，力恳手援。孟英曰：我肠最热，奈病来颇恶，治虽合法，势必转重。若初起不先觑^①破，早已殆矣。吾若畏难推诿，恐他手虽识其证，亦无如此大剂，车薪杯水，何益于事！吾且肩劳任怨，殚心尽力以图之。病果日重，昏瞀耳聋，自利红水，目赤妄言。孟英惟以晋三犀角地黄汤，加银花、石膏、知、斛、栀、贝、花粉、兰草、菖蒲、元参、竹沥、竹茹、竹叶、凫茈、海蜇等出入互用。至十余剂，舌上忽布秽浊垢苔，口气喷出，臭难向迩，手冷如冰，头面自汗，咸谓绝望矣。孟英曰：生机也。彼阴虚，热邪深入，予一以清营凉血之法，服已逾旬，始得营阴渐振，推邪外出，乃现此苔。惟本元素弱，不能战解，故显肢冷，而汗仅出于头面，非阳虚欲脱也。复与甘寒频灌。越三日，汗收热退，苔化肢温。自始迄终，犀角共服三两许，未犯一毫相悖之药。且赖陈七恪诚，始克起九死于一生。继以滋阴善后而康。眉批：三江地气卑湿，天时温暖，伤寒之证绝少，最多湿温、风温之证。又人体质柔脆，不任荡涤之药，故惟以甘寒清解之剂，渐次搜剔，斯邪去而正不伤。若在北方，刚坚之体，此等药虽服百剂，亦若罔知，非加硝、黄荡涤，邪终不去。故叶氏之法，擅誉江浙；而吴氏之方，驰名幽冀。易地则皆然，亦智者之因地制宜也。翁嘉顺之妹，亦染病，势极危。因役于冥曹，自以为不起。孟英曰：年壮阴充，药治不谬，焉能死乎？昔人云：见理明者，阴阳五行不能拘。吾当以理胜数。遂按法治之，

---

① 觑（qù去）：瞧；看。

病乃日减，且慎寒暄，节饮食，守禁忌，调治二旬，果然康健。又其姑亦病温，初不服药，七日外始迓孟英诊之。曰：此病邪虽不盛，第频吐涎沫，不能出口，须以手撩，不饮不食，不便不眠，或多言不倦，或久问不答，是七情郁结，气久不舒，津液凝痰，邪得依附，治之中肯，尚难即愈，不药而待，病从何去？遂于清解方中寓蠲痰流气、通胃舒肝之品。交十四日而热退，又数日痰沫渐少，又旬日大解始行，粥食日加而愈。此治一法直贯到底，不但不犯一分温燥升补之药，而滋腻入血之品，亦皆避之，尚须三十剂奏绩。若病家不笃信，医者不坚持，旁人多议论，则焉克有济耶！然非乃媳前车之鉴，亦未必遽尔任贤不贰也。（《王氏医案续编》）

【评议】一族之中，五人病温，因体质禀赋不同，而转归迥然相异。翁嘉顺室产后发热，此为首例，其素体阴亏，加之产后"阴血骤虚，阳气易浮"，以致内闭外脱，神昏谵妄，前医疑虚而补，猜瘀而攻，病反增遽。王氏予蠲饮六神汤，此方载于《女科撮要》，功能开泄宣通，因性偏温燥，王氏去橘、半之燥，加入西洋参、生地等益气养血、清热润燥之品，数日而愈。之后复发热，与前症不同，为外感风温，产后气血大亏，"外而六气，稍有感触，即足致病"，在感受风温病邪后，可迅速化燥入营血分，而成心包证，故应速以清营凉血之法清营热养营阴，以防坏证，以蔗汁大剂频灌，可谓方简功著。后病染于姑，虽病邪相同但体质有别，素体阴虚，加之年事已高，阴水枯竭不足以熄燎原之火，终不治。翁嘉顺亦染病，同为阴虚之体，且忧劳哀痛，五志内燔，迫邪外出，故初发热即舌赤而渴，所幸正值壮年，予清营凉血之法，服十余日方汗收热退。翁嘉顺之妹亦染病，因年壮阴充，按法治之，便获痊效。其姑亦病温，病邪之盛虽不及前述几例，但七情郁结，故单予清解温邪则难愈，加入疏肝理气之品方获效。案中数人同染温邪，因各人体质不同，病邪转化随之而异，"邪气因人而化"，故而治法迥然；相同体质之人同病温，因年龄禀赋之别，而转归亦相异，正如吴又可所言："老年营卫枯涩，几微之元气易耗而难复也。不比少年气血生机甚捷，其势浮然，但得邪气一除，正气随复。"本案包罗辨体辨证多种情形，加之叙述详尽，分析精当，理法方药一应俱全，颇为经典，值得细细参详。

辨体当分阴阳虚实案

李叟，年越古稀，意欲纳妾，虽露其情，而子孙以其耄且瞀也，不敢从。因此渐病狂惑，群医咸谓神志不足，广投热补之药，愈服愈剧，始延孟英诊之。脉劲搏指，面赤不言，口涎自流，力大无制。曰：此禀赋过强，阳气偏盛，姑勿论其脉证，即起病一端，概可见矣。如果命门火衰，早已痿靡不振，焉能兴此念头。医见其老，辄疑其虚，须知根本不坚实者，不能享长年，既享大寿，其得于天者必厚，况人年五十，阴气先衰。徐灵胎所谓千年之木，往往自焚，阴尽火炎，万物皆然。去冬吾治邵可亭，孤阳喘逆，壮水清火之外，天生甘露饮，灌至二百余斤，即梨汁也，病已渐平，仅误于两盏姜汤，前功尽堕。可见阴难充长，火易燎原。今附、桂、仙茅、鹿茸、参、戟、河车等药，服之已久，更将何物以生其涸竭之水而和其亢极之阳乎？寻果不起。(《王氏医案续编》)

【评议】古有"阴气未消终是死，阳精若在必长生"之论，故有医士每遇年老之人，辄投温补。但老人之疾，非纯以温补为法，而当虑其体质禀赋，辨其阴阳虚实。本案中李叟，素来禀赋过强，阳气偏盛，"禀赋偏阳者，阴难充长，火易燎原"，加之年越古稀，阴气已衰，更无力御邪以熄燎原之火。此等阴虚阳亢之体，广投热补之药，岂有活路？吾辈亦当引以为戒，万万不可但知年老元虚，而不问体质虚实。

小儿纯阳之体勿宜妄投温补案

赵子善令爱，患发热呕吐，口渴便秘，而年甫三龄，不能自言病苦。孟英视其舌微绛，而苔色干黄。因与海蜇、鼠矢、竹茹、知母、花粉、杏、贝、栀、斛之药。二剂果下未化宿食，色酱黏腻。设投俗尚温燥消导法，必致阴竭而亡。继往维扬，孟英临别赠言，谓其体质勿宜温补。次年偶病，果为参、术殒命。惜哉！（《王氏医案续编》）

【评议】《颅囟经》言："凡孩子三岁以下，呼为纯阳"，后世医家多有遵之，言小儿为纯阳之体，其中不乏刘完素、张从正、叶天士等名医，其影响深远可见一斑。本案患儿"其舌微绛，而苔色干黄"，显是阴虚之象，加之小儿为"纯阳之体"，临证当顺其生理病理之性，治疗更当以维护阴气为要，方堪平妥。若径投温补健食之品，纵是参术良药，亦误用致害也。孟英谓"体质勿宜温补"，点出了本例论治的要害。

素体多痰从痰论治案

吴酝香大令① 仲媳，汛愆而崩之后，脘痛发厥，自汗肢冷。孟英脉之，细而弦滑，口苦便涩。乃素体多痰，风阳内鼓，虽当崩后，病不在血。与旋、赭、羚、茹、枳、贝、薤、蒌、蛤壳为方，痛乃渐下，厥亦止。再加金铃、延胡、苁蓉、鼠矢，服之而愈。迨季冬因卒惊发狂，笑骂不避亲疏。孟英察脉弦滑而数，与犀、羚、元参、丹皮、丹参、栀子、菖蒲、竹叶、鳖甲、竹沥，吞当归龙荟丸，息风阳以涤痰热，果数剂而安。然平时喜服

---

① 大令：古代对县官的尊称。

补药，或有眩晕，不知为风痰内动，益疑为元气大虚。孟英尝谏阻之，而彼不能从。至次年季春，因伤感而狂证陡发，毁器登高更甚于昔。孟英视之，苔黑大渴，与前方加真珠、牛黄服之，苔色转黄，弦滑之脉略减，而狂莫可制，改以石膏、朱砂眉批：凡药中用朱砂者，宜另研冲服，不可同入煎剂。铁落、菖蒲、青黛、知母、胆星、鳖甲、金铃、旋覆、元参、竹沥为大剂，送礞石滚痰丸，四服而平。继而脚气大发，腹痛便秘，上冲于心，肢冷汗出，昏晕欲厥。与连、楝、栀、茹、小麦、百合、旋、贝、元胡、乌药、雪羹、石英、鼠矢、黄柏、藕等药而安。（《王氏医案续编》）

【评议】叶天士在《临证指南医案》中有云："凡论病，先论体质形色脉象，以病乃外加于身也"，可见辨体论治之于临证的重要性。本案患妇先崩后脘痛发厥，继因卒惊发狂，平素或有眩晕，王氏并未仅仅对症用药，见崩治血、见眩补虚，而是由其多痰之体入手，从痰论治，洵合病机，果获痊愈。

素体阴虚痰气滞于厥阴治案

谢谱香素体阴虚，忽患环跳穴痛，始而下及左腿，继而移于右腿，甚至两足转筋，上冲于腹间，或痛自乳起，下注于髀，日夜呼号，肢冷自汗，略难反侧。医见其血不华色，辄投补剂，迨仲春孟英自江西归诊，脉弦软微滑，畏热知饥，溲短便坚，舌红不渴，乃阴虚而痰气滞于厥阴也。以苁蓉、鼠矢、竹茹、丝瓜络、橘核、茴香汤炒当归、吴萸汤炒黄连、川椒汤炒乌梅、延胡汤炒楝实、海蜇、凫茈为剂。一服即减，数啜而安。继与虎潜加秦艽而起。（《王氏医案续编》）

【评议】本案患者素体阴虚，痰气滞于厥阴而致痛证，王氏体证结合，洞察病机，药中鹄的，故有"一服即减，数啜而安"良效，足见临证辨体辨证结合的重要性。

肥人亦有阴虚之质体型与体质关系不可拘案

赵听樵室，高若舟之妹也。去冬偶患脘痛，黄某治之，渐增头疼眩晕，气逆呕吐，痰多不寐，便溏不食，经事不行，脘痛而过投香燥，亦能致此证，况误投温补乎？始谓其虚。三月后又疑为娠，诸药遍试，病日以进。若舟延孟英脉之，左弦而数，右滑以驶。曰：病药耳，旬余可瘳。赵疑大病小视，不服其方。越半月，病者颈软头难举。医谓天柱已倒，势无望矣。若舟闻之，复恳援于孟英。疏方仍是前诊之法。赵问：此病诸医束手，大剂补药，尚无寸效，而君两次用药，皆极清淡，虽分两颇重，亦焉能有济乎？孟英曰：子何愚耶？药惟对证，乃克愈病，病未去而补之，是助桀也。病日加而补益峻，是速死也。原彼初意，非欲以药杀人，总缘医理未明，世故先熟，不须辨证，补可媚人，病家虽死不怨，医者至老无闻，一唱百和，孰能挽此颓风！令壶①体质虽丰，而阴虚有素，是以木少水涵，肝阳偏盛，上侮于胃，则为脘痛，斯时投以酸苦泄肝，甘凉养胃，叶氏独得之秘。数日而愈矣。乃温补妄施，油添火上，肺津胃液灼烁无余，怒木直升，枢机窒塞，水饮入胃，凝结为痰，虽见证多端，皆气失下降，岂可指眠食废以为劳，月汛爽而为妊耶？予以大剂轻淡之品，肃清气道，俾一身治节之令，肝胆逆升之火，胃府逗留之浊，枢机郁遏之热，水饮凝滞之痰，咸得下趋，自可向愈。不必矫枉过正，而妄以硝、黄伤正气。所谓药贵对证，而重病有轻取之法，非敢藐视人命，故将疲药塞责也。赵极感悟。投匕即效，逾旬果安。又一月经至，嗣与滋养，康复如常。越二载又病，复惑于黄某，而孟英之功尽堕，惜哉！（《王氏医案续编》）

----

① 令壶：犹言令阃，古代称人妻之敬词。壶，古通"阃"。

【评议】"阴阳异质，男女殊科"，"女子气有余而血不足也"，女子先天以血为本，经、带、胎、产、乳皆以血为用，数伤于血，血常不足，以致阴常不足。本案患妇素有阴虚，显是阴虚体质，加之正处育龄，更应顾护津液阴血，岂可妄投温补？值得注意的是，一般认为体丰多为痰湿之体，形体消瘦则为阴虚之质，本案患者体质虽丰，却仍是阴虚之体，可见体质与体型的关系不可想当然草率判断，还是应当四诊合参，谨慎推敲。

先天不足病痰饮哮喘治案

《内经》无哮喘之名，有肺痹、肺壅、息奔之旨。《难经》有肺积、息贲之论。《金匮》有胸痹、短气之条。后世又有呷嗽、齁䶎、齁齁诸症，皆其类也。由于先天不足，酸咸甜味太过，为风寒所袭，幻生痰饮，如胶如漆，为窠为臼，黏于肺系之中，与呼吸出入之气搏击有声。起自幼年，延今二十余载，终身之累。

现在举发，疏解豁痰为主。平复后，脾肾双补为宜。

淡豆豉　紫苏子　桑白皮　款冬花　苦杏仁　制半夏　陈橘皮　海螵蛸　白螺壳　银杏

四进疏解豁痰之剂，哮喘已平，浊痰亦豁。自当培补脾肾，以求其本。褚侍中、李东垣补脾肾各有争先之说，莫若双补并行不悖为妙。即以《医话》脾肾双补丸主之。

人参　黄芪　冬白术　当归身　炙甘草　制半夏　陈橘皮　云茯苓　广木香　酸枣仁　远志肉　大熟地　粉丹皮　建泽泻　怀山药　山萸肉

水叠丸。早晚各服三钱，滚水下。（《问斋医案》）

【评议】哮喘的发病，常与患者的体质相关。本例"先天不足"，且病已缠绵二十余载，当属过敏体质（现称"特禀体质"）。夫哮喘治则为"发时治其标，平时治其本"，王旭高曰："喘哮气急……治之之法，在上治肺胃，在下治脾肾，发时治上，平时治下"。本案患者素体脾肾不足，故发时疏解豁痰，平复后则当培补脾肾，以求其本，逾二十载久病，不可速效，当以岁月除之，故予脾肾双补丸缓图。案中哮喘缓解期的扶正治本，从某种意义上就是对患者体质偏颇的调治，因人而异，因体制宜，从本而治，方可有效防治哮喘发作。

病不拘方因人而使治便干不寐案

肾主二阴，胃司九窍。肾水承制诸火，肺金运行诸气，气液不足濡润肝肠，木横中伤，转输失职，血燥肠干，大便不解，痛呕不舒，通夕不寐。生脉散上行肺金治节，下滋肾水之源，清肃令行，肝胃自治。病不拘方，因人而使，运用之妙，存乎一心。公议如是，敬呈钧鉴。

人参　大麦冬　北五味子

昨进生脉散，夜得少寐，今仍痛呕。禀赋虽充，然病将三月之久，脾胃必受其困。肝木犹旺，必犯中土，胃气愈逆，饮食不进。转输愈钝，大便愈结。肝为将军之官。怒则克土，郁则化火。火旺痰生，痰凝气阻，幻生实象，非食积壅滞可下也。公议仍以生脉散加以大半夏汤。

人参　大麦冬　北五味子　制半夏　白蜂蜜

昨进生脉散合大半夏汤，痛呕仍未止，饮食仍不进，大便仍不解。总由水不涵木，火烁阴消，两阳合明之气，未能和洽，故上不入，下不出，中脘痛、呕不舒也。此时惟宜壮水清金，两和肝胃。木欲实，金当平之。肝苦急，甘以缓之。水能生木，土能安木。肝和则痛定胃开，胃开则安寐便解。此不治痛而痛止，不通便而便通。仍以生脉散合大半夏法加以三才汤。

人参　大麦冬　北五味子　制半夏　天门冬　大生地　川白蜜

昨进生脉、三才、参、蜜、半夏，大便虽通未畅，痛尚未止。总因肝气横逆。夫肝木赖肾水以滋荣，究其原委，皆缘平昔肝阳内炽，耗损肾阴，驯[①]致水亏于下，莫能制火，火性炎上，上与诸阳相率为患。王道之法，惟有壮水之主，以镇阳光。水能济火又能涵木，木火平宁，则胃开食进，痛自止矣。再以六味、生脉主之。

大生地　粉丹皮　建泽泻　怀山药　云茯苓　山萸肉　人参　大麦冬
五味子

昨进六味、生脉，大获效机。大便通，大肠之气已顺。痛呕止，阳明之气已和。中阳贵建明，金令宜清肃，仍以六味、生脉专滋金水二脏之源。水能生木，金能平木，俾春生之气，萃于一身，自能勿药有喜。

大熟地　牡丹皮　建泽泻　怀山药　云茯苓　山萸肉　人参　大麦冬
五味子　当归身　怀牛膝　枸杞子

水叠丸。早晚各服三钱，淡盐汤下。（《问斋医案》）

【评议】本例症情复杂，病机多端。医者根据患者平昔肝阳内炽，化火伤阴，肾阴耗损，水亏于下以致肠道津枯，大便不解，痛呕不舒，治疗当虑其阴虚之体，以益气养阴为主，重在扶正固本。案中所用生脉、三才、六味，以补药之体为泻药所用，药中窾窍，竟获便通肠顺之全效。诚如案中所言："病不拘方，因人而使，运用之妙，存乎一心。"

阴亏体质而病痹证治案

始因拇指强直，麻痹不舒，蔓延肢体，彼此相牵。近乃痛如针刺，或筋脉动惕，延今半载。素本阴亏体质，风寒湿得以乘之，合而为痹。邪正

---

① 驯：渐进之意。

不两立，气血如泉源，源流不畅则不通，寒湿稽留而不去。法当静补真阴为主，流气活血辅之。

大熟地　怀山药　山萸肉　当归身　宣木瓜　怀牛膝　红花　苏木　制香附　威灵仙（《问斋医案》）

【评议】"邪之所凑，其气必虚。"本案患者素体阴虚，风寒湿邪，乘虚而入，邪从热化，热盛复伤阴液，关节筋脉失于滋润濡养而致阴虚痹证，此证迁延难愈，且多虚实夹杂，医者以静补真阴固其虚，流气活血祛其实，周匝稳妥。蒋氏若非因体制宜，而是拘于祛风、散寒、除湿等治痹常法，久用过用温燥走窜之品，加之患者素体阴虚，则不啻以油扑火，何来向愈之机？

疟疾应因体因证而治案

陈载陶年五十五岁，患疟两旬，始迓孟英诊之。脉不浮而弦滑且数，按之愈甚，苔色黄腻满布，热至大渴，极喜冷饮，小溲赤臭，热时则点滴茎痛，大解不行，间数日则略下稀水，是暑热挟痰见证。疏清解法予之。及阅前医之方，初则柴、桂、姜、枣，嗣用参、甘、芪、术、首乌、草果之类，温补杂投，其疟日甚，其发日迟，其补日峻，其口日渴，乃令热时少饮西瓜汁一二杯。病者饮瓜汁而大快，辄恣饮一二碗，盖谓其体厚阳虚，中气不足，故溺赤而便稀水。又云：暑是阴邪，热自湿来，不可稍犯寒凉之药，因仿景岳治阴虚伤寒以冷水与桂、附并行之例，而令其服温补以治疟，少佐瓜汁以解渴也。噫！景岳此案之不可为训，叶香岩发挥于前，魏玉横辨谬于后，奚可尤而效之乎？治而勿愈，反责病人过饮瓜汁使然。余谓此证苟非日饮瓜汁一二碗，早已液涸痰胶，燎原莫救矣！病者闻而颔之。服数剂，胸前赤斑密布，疟渴皆减，溲渐通，苔转白。前医云：再不温补，恐其骤变。病者惑之，仍服其药，并加鹿茸、附子。又旬余，疟如故而形瘦面黧，气冲干嗽，白糜满舌，言謇无眠，医者皇皇，病家戚戚。复延孟英视之。脉仍数，曰：邪较衰矣，西瓜汁之功也；阴受劫矣，温补药之力也。极早回头，尚堪登岸。爰以西洋参、生地、甘草、石斛、白石英、葳蕤、麦冬、黄连、阿胶、牛膝为方，并令熬鳖汁饮之。五剂而疟罢、嗽蠲，得眠安谷，苔亦全退，但舌红口辣，溲赤不清。前方去连、膝，加归、杞。服八剂，始解坚燥黑矢而愈。然病者喜温补，既愈仍嘱前医善后，故舌红口辣，与胸前斑点久不能消，直至冬令，孟英力劝停药，始渐除也。有朱湘槎者，与载陶年相若，体相似也，秋杪自越患疟旋杭，屡药不应，迟孟英视之，面赤脘闷，二便不行，热则谵言，苔焦口渴。予小陷胸汤加菖、茹、栀、翘、花粉、竹叶等药。群谓肥人之体虑虚其阳，不敢服此凉剂，治载陶之前医迎合主见，大投温补。载陶偶见孟英而述之，孟英曰：湘槎殆矣，此时恐无西瓜汁以救药误也。旬日后果狂躁而亡，其未亡前一日，人已昏狂，毕某诊云：暑热内陷。意欲挽救，投以犀角等药一帖，故前医于陈证，由攘为温补之功，于朱证则卸为犀角之罪，盖明知温补易售，可以避罪徼功，故乐操其术，而不肯改弦易辙也。后载陶令兄喆堂乔梓同时患疟，因前车之鉴，虽汗多懒语，酷类虚象，不敢从补，均依孟英作暑湿内伏治而愈。(《王氏医案三编》)

【评议】患者得疟疾两旬余，脉弦滑数，按之愈甚，苔色黄腻满布，王氏辨证为暑热挟痰证，予以清解法治之。他医却以温补方药治之，旬日余，其病愈甚，复请王氏诊之，脉数，为阴虚阳盛之证，故以养阴清热方治之，五日后诸症即有缓解，又以原方加减继服八剂而愈。又有一患疟者，仍辨为热盛之证，王氏予以小陷胸汤并加清热药治之，他医却因患者为阳虚体质不敢用寒凉剂而大投温补之药，旬日后狂躁而亡。后又有一患疟者，仍为实证，依孟英作暑湿内伏治而愈。

治疟量体裁衣案

陈雪舫令郎小舫，年甫冠，人极清癯，偶患疟，医与柴、葛、羌、防数帖，遂不饥不寐，胸膈阻塞，汤水不能下咽，壮热神疲，汗出不解，二便秘涩，舌绛龈疼，齿缝血流，凝结于腭。孟英持其脉细而数，有下厥上竭之势，而肺未肃清，宜用轻剂。以苇茎、冬瓜子、紫菀、元参、通草、枇杷叶、旋覆、滑石、蒌皮、西瓜翠衣为方。数啜而安。嗣用养阴，西洋参不过一钱，生地不过三钱，缘其禀赋极弱，不但攻散难堪，即滋培稍重，亦痞闷而不能运也。芪、术之类，更难略试，故量体裁衣，乃用药之首务也。(《王氏医案三编》)

【评议】患者年轻清癯，得疟后，医用温热发散药治之，药后出现肺热炽盛，并有下厥上竭之势，王氏用轻清宣肺之品治疗，热邪已祛，继服养阴之品以善后。又因患者体质瘦弱，不堪重剂，又"瘦人多火"，故仅用养阴轻剂培补其阴虚，而不宜用芪、术等温补之品。

阴虚体质暑疟久延治案

谢氏妇素体孱弱，亦属阴虚暑疟久延，舌色鲜赤，医投养血，竟不见功。孟英视之曰：舌虽无苔，色绛而泽，此非脱液，乃液为痰隔而不能上布，故不生苔；如果脱液，讵能如是之鲜泽哉？盖痰虽因火灼成，究是水液所结，其潮气上腾，舌自不燥。与茹、贝、菖、蒌、芩、桔、蛤粉、枇杷叶等药。痰果渐吐，三日后热减知饥，白苔渐布，改用养阴清热而瘳。孟英尝曰：临证必先辨其病属何因，继必察其体性何似，更当审其有无宿恙，然后权其先后之宜，才可用药，自然手到病除，无枘凿之不入矣。又曰：热证有见白润苔者，亦痰盛于中，潮气上蒸也。此不可遽施凉润，先宜开以辛通，而昧者但知苔色白润为寒证之的据，遂不详勘其兼证，而妄投温散燥补以误事者多矣。附录于此，学者识之。（《王氏医案三编》）

【评议】患者体质虚弱，又患阴虚暑疟日久，前医误投养血之品，致使痰火互结，故王氏用清热化痰之药治疗，痰消后，热势减，改服养阴清热之品而愈。

素体阴亏复感燥热致嗽治案

癸丑孟春，陈舜廷自宁波旋杭，迓孟英诊视。云去冬患痰嗽，彼处医家初以疏散，继则建中，诸药备尝，日渐羸困，左胁跃跃跳动，胸次痒如虫行，舌素无苔，食不甘味，嗽甚则汗，夜不安眠，痰色清稀，便溏溲短，恐成肺痿，惟君图之。孟英诊曰：病始肺伤于燥，治节不行，体质素属阴亏，风阳内煽，烁其津液，故右脉软滑而虚。温以辛甘，致左脉浮弦且数，虽非肺痿，而上下交虚。治先保液息风，续宜壮水，可奏肤功。徒化痰理嗽，见病治病，有何益乎？爰以沙参、苇茎、冬瓜子、丝瓜茹、竹茹肃肺气，甘草、石斛、燕窝生津液，冬虫夏草、石英、牡蛎息风阳。投剂即嗽减能眠。旬日后去冬子、石斛，加归身、麦冬、茯苓。服数帖两脉较和，餐加溺畅。再去牡蛎、甘草、丝瓜络，加熟地、盐橘红。十余剂各恙皆安，以高丽参易沙参，善后而康。（《王氏医案三编》）

【评议】患者冬日痰嗽，前医先以疏散、后以建中治之，药后病不减而反重。王氏认为其素体阴亏，而又感燥热之邪，致使"风阳内煽，烁其津液"，故治疗以滋阴为主，兼加肃肺祛痰、清热息风之药，服后咳减而能眠，后再将此方加减化裁，服之而愈。

体质素虚痰热结于胸肺治案

顾氏子患发热独炽于头，医进发散，汗出不解，胸次痞闷，便滞溺艰，舌绛口干，饮不下膈，不眠头痛，脉数而弦。孟英曰：体质素虚，热薄于肺，痰结于胸，治宜轻解。羌、防、柴、葛，恶可妄投？膏粱与藜藿有殊，暑热与风寒迥异，治上焦如羽，展气化宜轻。以通草、苇茎、冬瓜子、丝瓜络、紫菀、枇杷叶、射干、兜铃、白前九味，天泉水急火煎服，覆杯即已。盖席丰履厚之家，密室深居，风寒湿三气所不能侵，惟暑燥之邪易于吸受，误用温散，最易劫津。若田野农夫，栉风沐雨，肌坚气实，当用辛温。设进轻清，焉能济事？故医者须量体以裁衣，弗胶柱而鼓瑟也。炳按：汪谢城云：覆杯即已下宜删去，以言过当也。若然则藜藿人温证暑证，亦可用辛温矣。此评甚是。（《王氏医案三编》）

【评议】患者发热，头部较甚，前医用发散之品治之，服后汗出、胸痞、二便难。王氏认为其体质素虚，痰热结于胸肺，故应用吴鞠通"治上焦如羽"之法轻清肃肺，覆杯而愈。

阴虚火旺体质内火发外治用滋阴降火获安案

陈庶凡之子　素禀木火阴亏体质，及周时当季夏，每多夜啼，渐至口糜舌烂，唇红齿燥，面白颊赤，小便赤短，时忽惊叫，微有搐搦，用尽石膏、竹叶、芩、连、木通之药，苦寒迭进，其火愈盛，前医束手辞去。庶凡来寓请救。余视之，果属火症，并无他岐，前医之药，种种皆是，然凉之不效，乃太仆所谓大热而甚，寒之不寒，是无水也，当滋其肾。况此儿

阴亏之质，纯阳之姿，内火发外之症，岂六淫外入之疾者比。以六味地黄汤、生脉散，数服而安。(《得心集医案》)

【评议】本案患者口糜舌烂，唇红齿燥，面白颊赤，小便赤短，酷似火热实证，故前医迭进苦寒之品，然则"其火愈盛"。何以故也？因患者"素禀木火阴亏体质"，故后医辨证为"此儿阴亏之质，纯阳之姿，内火发外之症"，遵王冰"寒之不寒，是无水也"之旨，采用滋阴降火之法而获安。乃辨体施治的范例。

体质不同症状相似治法有殊案

久隆见余治效之速，始投余治。抱出一视，大为惊骇，面现五色，惟目中神彩尚存，生机只在于此。谓曰：此症全因克伐过伤脾胃，中土困惫。其唇红口圈青黑者，即脾胃败也。鼻准黄而两颧独白者，肺气败也。败症丛生，本属不治，得五色之中尚有润泽，真脏尚未枯槁，兼之目中精光了然，虽有呕吐，犹时可纳粥，即有泄泻，尚未至于鸡口牛后。通盘揆之，犹在方败未绝之界，所以许为可治。但非参、术迭进，固不能起。久隆问曰：昨舍侄之病，苦于烦渴吐泻，小水不通，而先生乃用栀子、黄连凉之。今小儿之症，历历皆然，而先生乃称重用参、术者，何相反若是？曰：令侄之病，全因胃中伏火，势如燔燎，焰扰诸经，为之挥霍撩乱，故用苦寒之药，直清其肠胃之火，使由小便而出，而诸经自安，是以烦渴吐泻立止。今令郎之症，相隔天渊。先天之体质不足，后天之脾胃更虚，乃因饥饱乳食致伤，复因药饵攻伐，是虚上加虚矣。脾胃一虚，便失其传运之职，关门失禁，所入水谷，迳走肛门而出，遂使津液下陷，不能上升，所以口干烦渴。脾失传运，肺亦言伤，失其治节下输之道，而小水无矣。此与虚阳发外之症，同类并称。值此之际，亟宜大固中州，兼以保肺生津，庶中土安而诸经健运有常，此必然之理也。倘误认为火，妄用苦寒，定然神机寂灭，成慢脾厥逆不治之症。渠竟不信，遂曰：姑看晚间何如，明早再请先生可也。余曰：医有好生之心，吾不忍其觳觫①，疏与四君子加附子合生脉散一方，并嘱勿复疑迟。及余回寓，旋延二医，或曰寒，或曰火，商进一派辛散寒凉之药，至以参术为不可服，同声而和之。迨鸡鸣，阴阳交界之时，果变厥逆。至黎明，木旺之时，中土告尽，木克土也。忽变角弓反张而殒。姑笔之以为择医者戒。（《得心集医案》）

【评议】本案中两患者体质不同，而病症相似，前者因胃中伏火而致烦渴吐泻，遂以栀子、黄连凉之；后者因先天体质不足，后天之脾胃更虚，使脾失传运，肺失其治节，而致烦渴吐泻，根据其体质，故以四君子加附子合生脉散，旨在益胃健脾，兼保肺、补阳益气。这体现了辨病与辨证结合治疗的重要性。

真假疑似病证缘因禀赋不足治案

胡生考成　夜半潮热，头脑晕痛，脉来浮数，舌心带燥，似表有热邪。然其平时面色失华，声音不扬，知为中虚之体，不敢清散，姑以六君去术加金钗与之。是夜潮热愈炽，口出谵语。次早再诊，脉仍浮数，目赤舌刺，汗出透衣，开目谵语，昏不知人，小水赤色，大便不通。种种见症，颇似实热。但潮热虽重，尚可覆被，舌虽干刺，不喜冷水，与粥一杯，便如虎噬，再啜发呕。参诸平时声色，而又发自半夜，知其表虽热而里实寒。若果阳明实热见此症候，便扬手掷足，安得覆被昏睡耶？又安得渴不消水啜粥辄呕耶？昔喻嘉言有谓热邪既盛，真阳复虚，此是真阳既虚，而热邪复盛耳。授以益元汤，原方中姜、附、参、草、艾叶、葱白回阳补虚，合乎

---

① 觳觫（hú sù 胡速）：因恐惧而发抖。

甘温能除大热之旨，浮火之泛，有黄连折之，阴气下竭，有知母滋之。且二味苦寒，更借以制姜、附之猛烈，庶于口干舌刺之症，服之坦然无碍。若夫大汗伤津，有麦冬、五味生精敛液，仍以姜、枣和谐营卫，更入童便冷服者，犹恐格阳之症，拒药不入，合乎热因寒用，其始则同，其终则异，统而言之，究归清补之药耳。一剂诸款悉减，再剂热退身凉。但愈后虽健，调理之药，大剂养荣汤，迭服数十剂，始获如原。盖由少年禀赋不足故耳。

益元汤_{活人}

附子　艾叶　干姜　麦冬　五味　知母　黄连　人参　甘草　姜　枣
童便　葱白

冷服。(《得心集医案》)

【评议】本例乃真假疑似的病证，即真寒假热、真虚似实，案中分析甚为恰当，如"潮热虽重，尚可覆被，舌虽干刺，不喜冷水"，确是抓住了辨别的关键。究其形成真假疑似病证的原因，"盖由少年禀赋不足故耳"。体质与发病的关系跃然纸上。如此佳案，值得细玩。

不知自惜体质由强转弱而病水肿中风治案

陈敬斋先生　年逾八十　身体坚强，声音洪亮，耄年尚御女不辍，旧冬曾举一子，其先天禀赋之厚可知。迩值春升，面足带浮，语言不利，惟眠食犹安。诸郎君各延一医调治，咸称脾肾之虚，理中、肾气诸方，叠投益甚，渐加气促不能着枕，遂谓高年重症，无药可治。停药数日而病益进，托友转请于余。余至扶诊，脉颇浮大，遍身肿而面部尤甚，语言壅塞，涎唾自流。予想从来肿症，未闻有言蹇流涎之例，言蹇流涎惟中风有之，奈何肿症亦有之乎。默思《内经》病机篇云：有病肾风者，面胕庞然，壅害于言。缘邪之所凑，其气必虚，大凡水病多有由于肾虚者。况高年禀赋虽厚，而下元已衰，或加房劳惊恐，俱伤肾气。值此春升，风木司令，下虚不纳，肾液奔腾升越于表，适逢风袭中于廉泉，舌根下两旁穴。故面跗庞然，而兼壅害于言也。处以归、杞、附、桂、白芍，抑风而制肾水，微加辛、防、独活，用之流利经络，稍开鬼门以逐邪。一剂下咽，竟获熟睡，小水倍常。再剂肿消，语言清爽，流涎亦止。可见圣人之法，不可不熟而深求也。(《得心集医案》)

【评议】体质形成因素，关乎先天禀赋和后天调养。本例耄耋之年，尚御女不辍，声音洪亮，其先天禀赋之厚可知。但体质可以转化，因患者不知自惜，纵情色欲，以致肾精亏虚，元气耗损，水肿、中风诸症，由是而作。后医深明体病相关之理，遣方温补肾阳为主，使肺能布水，脾能制水，肾能主水，微加解表药以发汗祛邪通窍，病乃获安。本案病因病机分析周详，处方用药恰到好处，此等案例，宜细心领会。

辨体固本用黄芪建中汤治愈劳损案

胡晓鹤孝廉尊堂　素体虚弱，频年咳嗽，众称老痨不治。今春咳嗽大作，时发潮热，泄泻不食。诸医进参、术之剂，则潮热愈增，用地黄、鹿胶之药，而泄泻胸紧尤甚。延医数手，无非脾肾两补，迨至弗效，便引劳损咳泻不治辞之。时值六月，始邀予诊，欲卜逝期，非求治也。诊之脉俱迟软，时多歇止，如徐行而怠，偶羁一步之象，知为结代之脉，独左关肝部弦大不歇，有土败木贼之势。因思诸虚不足者，当补之以味，又劳者温之，损者益之，但补脾肾之法，前辙可鉴，然舍补一着，又无他法可施。因悟各脏俱虚之脉，独肝脏自盛，忽记洁古云：假令五脏胜，则各刑已胜，法当补其不胜而泻其胜，重实其不胜，微泻其胜。此病肝木自盛，脾土不胜，法当补土制肝，直取黄芪建中汤与之。盖方中桂、芍，微泻肝木之胜，甘、糖味厚，重实脾土之不胜，久病营卫行涩，正宜姜、枣通调，而姜以制木，枣能扶土也。用黄芪补肺者，盖恐脾胃一虚，肺气先绝。连进数剂，果获起死回生。但掌心微热不除，且口苦不寐，咳泻虽止，肝木犹强，原方加入丹皮，重泻肝木之胜，再进而安。

黄芪建中汤

黄芪　芍药　肉桂　甘草　煨姜　饴糖　大枣（《得心集医案》）

【评议】案谓"素体虚弱"，当究其虚在何处。据其临床表现，尤其是脉象，医者断定是"脾土不胜"，即脾弱气虚之体质，于是乎土不生金、"土败木贼"等病理变化接踵而来，此久咳、潮热、泄泻不食所由作也。黄芪建中汤功在健脾益气，以培补体质为主，冀其土能生金，金能克木，则上述诸症自愈。观其全方，丝毫未用止咳治标之药，全赖辨体固本之剂，"见咳休止咳"此之谓也。

疖毒溃后体质由强转弱经补养气血获愈案

萧占春乃郎　自恃体质坚强，日食桃李，因患疖毒，头项及身大如卵者十数枚。及疖毒大溃，脓血交迸，理宜身凉安静，反加身热躁扰。医者不以清金润燥，日与柴、葛、知、芩，胃气益削，口渴饮水，小溲无度，用尽滋水制火之法，消渴愈炽，形羸骨立。始延余治。余曰：痈疽溃后，气血耗泄，非补气养血，渴不能止。处黄芪六钱、甘草一钱、银花三钱。盖黄芪补气，忍冬养血，气血充溢，渴何由作。服之半月，果获全愈。（《得心集医案》）

【评议】人体的体质是可以转化的，本案患者原本体质坚强，然疖毒溃后，气血过度耗泄，使体质转为虚弱。前医不察，仍用苦寒解毒、疏泄解热之剂，以致正气益耗，形羸骨立。后医明辨体质，以补气养血为治，抓住了本质，果获痊愈。其实，处方黄芪、甘草、银花并用，洵有补气解毒之功，乃辨体辨证结合施治之意。案谓"忍冬养血"，语出《本草备要》。

虚人外感不敢峻汗用麻黄人参芍药汤得愈案

李赓飔先生　苦诵读，馆僧寺，冬月衣被单薄，就炉向火，而严寒外束，虚热内蕴，渐致咳嗽吐血。医者见其神形不足，谬称痨损，日与养阴之药，遂至胸紧减食，卧床不起。余诊其脉，六部俱紧，重按无力，略有弦意，并无数大之象，密室中揭帐诊脉，犹云恶风，被缛垫盖，尚背心寒凛。按脉据症，明是风寒两伤营卫之病，若不疏泄腠理，则肺气愈郁，邪无出路，法当夺其汗，则血可止，《经》曰：夺血者无汗，夺汗者无血。奈体质孱弱，加以劳心过度，不敢峻行麻黄。然肺气久闭，营分之邪，非麻黄何以驱逐？考古治虚人外感法，莫出东垣围范，因思麻黄人参芍药汤，原治虚人吐血、内蕴虚热、外感寒邪之方。按方与服，一剂微汗血止，再剂神爽思食，改进异功合生脉调理而安。亦仿古治血症以胃药收功之意也，然余窃为偶中。厥后曾经数人恶寒脉紧咳嗽痰血者，悉遵此法，皆获全效。可见古人制方之妙，医者平时不可不详考也。

麻黄人参芍药汤

麻黄　芍药　黄芪　当归　甘草　人参　麦冬　五味　桂枝

异功散

人参　茯苓　白术　甘草　陈皮

生脉散

人参　麦冬　五味（《得心集医案》）

【评议】本例咳嗽吐血，医者"按脉据症，明是风寒两伤营卫之病，若不疏泄腠理，则肺气愈郁，邪无出路，法当夺其汗，则血可止"，此言治法之常；若言其变，患者系孱弱之体，纵有是证，也不任麻黄汤之类开腠发汗，"然肺气久闭，营分之邪，非麻黄何以驱逐？"当此两难之际，医者采取辨体辨证结合施治的方法，悟出治虚人外感法的麻黄人参芍药汤，投之辄效，此体病兼治之良策也。此等杰构，若非久经临床的老手，断难为之。

嗜酒湿热之体厥逆便秘攻下无效改投通阳泄浊获痊案

胡懋光　四肢逆冷，面色青白，吞酸呕吐，食不得人，六脉沉伏，大便不通，小水短赤。细察诸症，皆由阳气不舒，理宜先将下部疏通，庶几清气上升，浊气下降，因与大承气汤。迭进三剂，毫不为动，脉症如故。举家惊怖，余亦骇之，谓岂有大黄、芒硝重剂，竟不能通者。继知其人嗜酒，每患足疾，今足未病，湿热未曾下注，致停中焦，将成关格之象。视舌滑润，非燥症也。中焦必有停积冷痰，以致闭结胶黏，正所谓阳微阴浊僭倨，非仅承气咸寒可能开者，法当通阳泄浊，开结驱阴。于是以姜、附通阳以驱阴，硝、黄开结以泄浊，加草乌、皂角，名为霹雳通关之将，以直劫其巢。方成药煎，即忙与服，未及片时，下秽污数斗，小便清长，四肢温暖，食粥二碗，不用再剂，诸症悉痊。此可为冷积绳墨，因详记之。

附方

大黄　芒硝　附子　干姜　草乌　牙皂（《得心集医案》）

【评议】本案患者四肢逆冷，面色青白，六脉沉伏，大便不通，小水短赤。医者分析其为气机阻滞，阳气被遏，而不能达于四肢，用大承气汤，然迭进三剂，毫不为动。继则医者根据患者平素嗜酒生活习性，湿热体质可知。又察其舌滑润，断为湿聚痰生，中焦必有停积冷痰，以致闭结胶黏，故改投通阳泄浊，开结驱阴之法。果然服用一剂后，诸症悉痊。由是观之，了解患者包括饮食的生活习惯，这对明确其体质状况，颇有帮助，同时也对临床用药有重要的指导作用。

辨体辨证结合用塞因塞用法使肿胀危证得救案

傅孔怡　病缠服药，十有余载。初起，腹痛时胀，得食身重，时愈时发，渐次而甚。旧冬足跗有浮气，至春通身浮肿，腹皮胀满，腹中鸣响，上气喘急，胸前塞紧，食饮不运，左肾睾丸吊痛，遍身之病，自难名状。三楚名剂，历尝不瘳。买舟归里，待毙而已。邀余告曰：今请先生为我决一逝期耳。余曰：此为单腹胀证，古贤皆曰难治，病源本深。但今诊其脉犹有和缓之意，可知胃气以及真阳尚有微存，是为先天禀赋之厚，急进大药，尚属可治。《经》曰：阳气者，若天与日，失其所，则折寿而不彰。今阳气所存无几，全是一团阴气混扰其中，所以腹中鸣响，哇哇之声，皆阴气漫弥也。阴气盛，则中州无光，土被浸润泥滑矣，所以饮食不运胸紧腹鼓者，皆土病也。至于吊疝跗肿，乃命门火衰之征。而上气喘急，由乎肾阳为阴所迫，无根之气，专往上奔。为症如此，安之固之，尚且不暇，何医者见病治病，不明塞因塞用之法，希图目前之快，任行攻伐，使非先天禀赋之厚，真阳早已扑灭矣。吾今许以可治者，以崇土为先，而土赖火生，又当以治火为急。火旺则土自坚，土坚而万物生矣，火旺则阴自消，阴消而阳自长矣。方既立，何孔翁疑药之重，畏术之补。余曰：前被劫药之误，岂可犹陷前辙，今仅留残喘，岂能迁延时刻，比之黄河坝倒，岂担石培土所能竖立？而用燥药者，譬之贼兵鼓众，虽选强与敌，使非铳炮为之前，焉能直突营围？因亲验其药，面视其服，而犹药轻病重，三服始验。告余曰：服白术之拦阻，胸前反宽，腹中之气，竟走肛门而出。余曰：此正云开雾散，日将出也。以后服五十剂毫不改味，而腹胀足肿始消，七十剂遂奏全效。可见阳气存留，得于先天禀赋之厚者，终克有济也。

附方

白术　巴戟　附子　干姜　熟地炭　当归　故纸　胡巴　澄茄　小茴

香　肉桂　沉香（《得心集医案》）

【评议】体质与病情的变化和转归有着重要的关系。明代医家吴又可明确指出："因其气血虚实之不同，脏腑禀赋之各异，更兼感重感轻之别。"他还进一步阐发说："传变不常，皆因人而使"，即是说疾病的异常传变是由患病机体的体质特殊性所引起的。本案系单腹胀患者，病情十分危重，医者诊其脉犹有和缓之意，乃知胃气以及真阳尚有微存，是为先天禀赋之厚，尚属可治，果然七十剂遂奏全效。此案医者抓住患者先禀赋之厚的体质，病情分析得当，用塞因塞用之法，使濒危之证得以绝处逢生。此等佳案，宜细心研读。

阴虚体质患疟治案

阮左（九月八日）　夏秋暑湿留伏阳明，近加新凉扰动，邪自肺胃干及少阳，寒热间日而作，咳嗽痰稠，四肢酸倦，便闭溺赤，口苦脘闷，皆由此致，脉弦滑数，舌苔黄腻，阴虚体质，治宜清解。

鳖血炒柴胡　知母　金斛　炒竹茹　淡鳖甲_{防柴胡无鳖血拌，故用此}　地骨皮　杏仁　路路通　青蒿子　淡条芩　半贝丸　车前草

又潮有余波，胃纳欠醒，眩晕肢倦，口苦溺赤，此阴虚留湿未清，脉小弦数，治宜清理。

元参　新会皮　鲜佛手　车前草　佩兰叶　宋半夏　地骨皮　生谷芽　金斛　青蒿子　泽泻　鲜糯稻苗叶（《凌临灵方》）

【评议】本例疟疾，其致病因子是感受暑湿，据其"脉弦滑数，舌苔黄腻"，当清解暑湿，但医者考虑其"阴虚体质"，处方用药兼用鳖甲、知母、金斛等品，此乃体病兼治的范例。

肾气内虚体质而病鼓胀用济生肾气获愈案

得胜渡张永椿室，系气虚之体。秋月患腹胀，服消耗药太过，数日间腹大如瓮。余即用济生肾气，立见奇效，后稍有胀意，即投前方而愈。（《医学举要》）

【评议】案中所谓"气虚之体"，以方测证，当属肾气内虚体质，与当今体质分类之"气虚质"同中有异，故治疗以温补肾气，利水消胀为法，遂获捷效，可谓辨体施治与辨证施治结合的范例。

木火体质罹患冬温治病兼调体案

冬温肺胃合病

城北方某，木火体质，偶患冬温，约有半月矣，治疗乏效，转请丰医。按之脉形洪数，两寸极大，苔黄舌绛，口渴喜凉，喘咳频频，甚则欲呕，痰内时有鲜红。思《内经》有肺咳之状，咳甚唾血；胃咳之状，咳甚欲呕之文。此显系肺胃受邪，明若观火矣。见前方都是滋阴滋血之剂，宜乎冰炭耳。丰用清宣金脏法去桔梗，加花粉、鲜斛治之，迭进五剂，诸症渐平，调治旬余遂愈。（《时病论》）

【评议】冬感非时之暖，不恶寒而反温热者，名为冬温，属温病范畴。患者系木火体质，复感温邪，内外相引，火热更盛，是以出现一派热灼津伤之证，其病位在于肺胃，故用雷氏自制的清宣金脏法（牛蒡子、川贝母、马兜铃、杏仁、瓜蒌壳、桔梗、桑叶、枇杷叶）以辛凉清解，清宣肺金，复加花粉、鲜斛甘凉濡润，清养肺胃津液，既清热邪，又顾及体质，更遵温病应时时保护津液，药证熨帖，遂获良效。

体质本寒加感秋凉而病寒疟治案

寒疟之证温补治验

城东潘某，体素丰满，大便常溏，中土本属虚寒，固无论矣，忽于孟秋寒热交作，肌肤汗少，即延医诊，遂作阴暑论治，辄投四味香薷饮加寒凉之剂，未获奏效，即来商治于丰。诊其脉弦而兼紧，舌苔白薄，寒先热后，隔日而来，此寒疟也。良由体质本寒，加感秋凉致病，若果阴暑之证，在长夏而不在秋，况阴暑之寒热，从未见隔日而发，当用附子理中汤加柴胡、草果、藿香、陈皮治之。服二剂，周身微汗，寒热略清。继服二帖，疟邪遂未发矣。(《时病论》)

【评议】"体质本寒，加感秋凉"这是本例的病理症结所在。《医宗金鉴》说："人感受邪气虽一，因其形藏不同，或从热化，或从寒化，或从虚化，或从实化，故多端不齐也。"是患"中土本属虚寒"，故邪从寒化而病寒疟，治用附子理中汤调治体质以固其本，复加柴胡、草果等祛除疟邪以图其标，体病兼治，遂获良效。

治臌胀需根据患者的体质壮弱立法投剂案

里湿误补成臌得破则愈

西乡郑某，水湿内侵于脾，神疲肢软，自疑为体亏而饵大枣，则腹皮日胀，纳食尤剧，来求丰诊。两手之脉，沉缓而钝，以手按其腹，紧胀如鼓，此属气阻湿留，将成臌胀之候。乘此体质尚实，正气未衰，当用消破

之剂，以治其标。即以蓬术、槟榔、青皮、菔子、干姜、官桂、厚朴、苍术，鸡金为引，连服七剂而宽。(《时病论》)

【评议】臌胀之证病机多为本虚标实，本案患者体质尚实，其病当属实证，故选用消破之剂，着重祛邪治标。此案"因人制宜"，说明治病必须结合个人体质，体证互参，用药切中肯綮，方能显效。

暑热症误服温燥药致剧治案

宁波提标湖南弁勇，患暑热症，初微恶寒，旋即发热。彼地医士，喜用温药，以桂枝、吴萸、苍术、厚朴等燥热之药服之，身热如炽，口大渴，喜饮凉水，小便涓滴俱无，邀余诊之。脉洪大而数。曰：此暑热症，误服温燥之所致也。乃用白虎汤加芦根、花粉、麦冬、银花、鲜石斛、鲜竹叶、金汁水、滑石，大剂煎成，候冷饮之，一剂即瘥。次日扶行至寓，诊之热势甚微，小便已通，脉象已和，口舌濡润，诸恙均瘥。乃照前方增减之。去金汁、知母、鲜斛，加西洋参、荷叶、川斛，服两剂而愈。盖省分虽分南北，而六淫之邪，感人则一，总须审体质之强弱，辨脉症之寒热，不可固执成见以施治耳。(《一得集》)

【评议】案谓："六淫之邪，感人则一，总须审体质之强弱，辨脉症之寒热，不可固执成见以施治也。"此段文字，道出了体质与"病邪从化"的关系问题。《医宗金鉴》说："人感受邪气虽一，因其形藏不同，或从寒化，或从热化，或从虚化，或从实化，故多端不齐也。"章虚谷也说："六气之邪，有阴阳不同，其伤人也，又随人身之阴阳强弱变化而为病。"试观本例，感受暑邪之后，热变最速，谅体质阳热素盛所为；若是阳虚体质，也许邪从寒化，或热象不至于这么明显。故临证务要辨识体质，重视辨体辨证有机结合施治。

方剂之大小轻重当度体质病势而施案

赵老太太阳虚发热治验

赵忠翁老太太，今年八十有二，长忠翁二岁，玉体稍有违和，即召余诊治，每一二剂而辄愈，忽一夕身大热而喘，又召余诊。脉两寸关俱浮大而数，两尺极虚，余谓阳气浮越，真元将离，若加大汗一出，顷刻即有暴脱之虑。乃用大剂生脉饮加朱拌茯神、当归各四钱，石斛、龙齿各三钱，牡蛎一两，服之即热退而安。次日复诊，脉气顿敛，两尺亦有根，惟两胁牵引而痛，乃改用养血疏肝和络之轻剂。方用苏梗、橘络各八分，香附、柴胡各五分，桂枝三分，归须、丹参、丝瓜络各二钱，石斛、蒺藜各三钱，服二剂而愈。忠翁每谓余方太重，似吴越非所宜者。余曰：方剂之大小轻重，当度其病势，审其体质，不可一例而论也。即如是症，昨日真元将离，脉已无根，制剂若小，何能热退而安？今日肝络不和，法宜轻宣，如重用柴胡、桂枝等，则真阳复升，而气又将上越矣。是昨不得不重，今不得不轻也。且余在杭，医治之症，往往遇有危险者，而方亦不得不然，总之实事求是，能中病即为合法。如惯用轻方，或遇重病，将苟且姑息，知之而不用耶，抑任人讪谤以尽吾之心耶？昔苏长公文章经济，出人头地，一肚皮不合时宜，无如何也。余于医理粗涉藩篱，本无华扁之术，其克于讪谤者几希？古人云：岂能如人意，但求不愧我心。（《一得集》）

【评议】案谓："方剂之大小轻重，当度其病势，审其体质，不可一例而论也。"确是至理名言。试观当今有些医生，治病用药忽视患者的体质强弱以及病势之轻重缓急，热衷于开大方，开重剂药，误认为药物愈多，剂量愈重，效果愈好，这洵属偏见，往往贻误病情，甚或招致不良后果，值得警惕。

素体湿盛感受风寒致咳喘治案

陈_左 素体湿盛，日前感受风寒，致风在于上，湿袭于下，上为咳嗽，下为足肿。兹则寒湿之邪，蔓延及上，中脘痞满，胸中作痛，中州格截，上焦之气，尽壅于上，不能下降。日来咳甚气升，不能着卧，痰多成块，肌肤带肿，面色黄浮。脉细沉弦，舌苔薄白。三焦升降之机，悉为寒痰所阻，深恐升降不通而喘甚致脱，不得不为预告也。勉拟开降上中，作背城之一战。

甜葶苈　橘红　苏子　连皮苓　枳实　川朴　制半夏　连皮槟　砂仁　沉香三分　黑丑三分　皂荚子一分。后三味另研末调服（《张聿青医案》）

【评议】本例咳喘，因其人"素体湿盛"，湿聚生痰，加之外感风寒，内外相引，其病乃发。观其立法处方，祛湿化痰之药颇多，兼顾体质而施，明矣。

先天禀赋有亏龟背高凸治案

徐_左 任行于前，督行于后，又督脉者，所督护气血经络者也。龟背高凸，先天禀赋有亏。两膝膑时作酸痛，肝肾之空乏已甚。神疲力少，时或凛热，亦固其宜矣。治宜大益肝肾，并补八脉。

大熟地_{姜汁炒，四两}　炒杞子二两　茯苓二两　炒牛膝二两　炙草三钱　大生地_{姜汁炒，三两}　大有芪三两　制半夏二两　金毛脊_{去毛切，三两}　白归身_{酒炒，一两五钱}　杭白芍_{酒炒，一两}　东洋参_{二两，炒}　川断肉二两　新会皮一两　干苁蓉一两　泽泻一两五钱　野於术二两　厚杜仲二两　熟附片三钱　粉

丹皮—两　炒山药二两　山萸肉—两　制首乌三两　盐水炒菟丝子二两

上药煎浓汁，加龟板胶二两、真阿胶一两、鹿角胶三两，收膏。(《张聿青医案》)

【评议】本例龟背高凸，乃得之"先天禀赋有亏"。先天者，肾也。盖肝肾同源，八脉隶属于肝肾，故以"大益肝肾，并补八脉"为治，即以调补体质为务。本案处方对当今"冬令进补"膏方的配制，很值得借鉴。

素体湿盛未便一味滋填案

张右　泄肝木，益肝阴，身热循退。夫肝为刚脏，必得血以濡之，血充则肤泽而髪长。特素体湿盛，未便一味滋填耳。

真阿胶二两，溶化冲入　大生地重姜汁拌炙，四两　炒牛膝二两　广皮—两西党参—两　炒杞子三两　制香附二两　沙苑子三两　炒菊花—两　金铃子—两五钱　川断肉三两，炒　茯苓神各—两五钱　厚杜仲三两　白归身—两五钱生於术—两五钱　炒白芍—两五钱　制半夏—两五钱　木香五钱

上药共煎浓汁，加白蜜少许收膏。(《张聿青医案》)

【评议】据病证，当用滋补之剂；据体质，又未便一味滋填，故方中参以半夏、木香理气化湿之品，俾滋而不腻，补而不滞，体病兼顾，两全其美。

因人因时辨证为燥火二气相并致便燥脱肛治案

辛卯秋，入都应试毕，吾友史怡之遣人持书，邀余往诊，脉象细数，

舌微有黄苔而干，大肠燥结，便后脱肛，人见形容瘦弱，以脱肛为气虚，进以补中益气汤加味，遂至异常疼痛，日夜呻吟，安寐既不能，饮食尤少进。余思瘦人多火，此症系伏火为患，现届秋月燥令，燥火二气相并，庚金受灼殊甚，又服补气之剂，火得补而益炽病安得不剧。因用地冬润肠膏，二剂，大便润，疼痛平，能安睡矣。再用生地黄煎去竹沥姜汁，三剂，诸恙大减，饮食如恒。后又服滋养药，十余服而愈。（《诊余举隅录》）

【评议】体型肥瘦是体质分型的主要依据之一，《灵枢·逆顺肥瘦》就将人分为肥人、瘦人、肥瘦适中三种类型，并分述其体质特点。历代不少医家根据临床经验，提出"瘦人多火"的观点，并指出其与发病和治疗的关系。本例罹患脱肛，前医认为系"气虚"所致而用补中益气汤，病反增剧，后医结合患者体型特点，认为"瘦人多火"，其病机是"燥火二气相并"为患，采用滋阴清火、润肠通便之剂而愈。

体丰多痰肝阳化风发为类中治案

高　平素体丰多痰，偶因劳倦，引动肝阳，颠仆昏迷而为类中之病。二、三日来，大解未行，舌蹇倦卧，项肿颧赤，神志不甚爽明，此由痰浊乘风火之势，蒙扰心包。舌苔灰黄厚浊，溺赤气秽，脉弦数搏大，沉按有力，右手尤硬。浊热阻窒，腑气不得通降。于古法有三化汤通腑之例，惟其法专为中腑者而设，未必兼有厥阴之证也。兹同汉年兄议，先与清肝化痰，稍参通腑之意，冀其神清气顺，乃为吉祥。（《柳宝诒医案》）

【评议】"肥人多痰，易病中风。"这是就体质与发病的倾向性而言。本例的病机是"痰浊乘风火之势，蒙扰心包"，发为类中之病，其体质因素的参与，不言而喻。故治法以"清肝化痰，稍参通腑"，自然顾及体质而施。

形体丰腴气弱痰壅内风升动发为中风治案

费　向患风阳扰越，时作眩晕，近来肢麻头重，痉瘈忡悸。病情偏重于右半，兼以嘈杂梗逆，木火扰及肺胃。前人论风病，每以右半属痰，参观体质，近年转觉丰腴，其为气弱痰壅，盖无疑义。以内风易动之体，复挟痰火以助其势，窃恐有外中之虞。急与熄肝化痰，疏气和络，庶不失曲突徙薪之意云尔。

蒺藜　滁菊　磁石　牡蛎　郁金　僵蚕　党参　生地　当归　白芍　橘络　丹皮　首乌　茯神　枣仁川连煎汁，拌收炒黑　旋覆花　川石斛　杞子　远志　淮牛膝　竹二青　煎汁沥清，冲入竹沥、姜汁，文火渐收，烊入阿胶、熟蜜收膏。（《柳宝诒医案》）

【评议】本例中风之病已露端倪，尤其是肢麻，病偏右半，更是明征。究其发病之因，体质自然参与其中，案谓："参观体质，近年转觉丰腴，其为气弱痰壅，盖无疑义。"即是指此而言。观其处方用药，体病兼治昭然若揭。

体质本弱暑邪深伏用阴阳两补法托邪外出得愈案

徐姓有遗腹子名遗儿，叔平胞侄也。年十岁，夏间病寒热如疟，日发一次，医治两月，未获一效。其母恳治于余。诊其脉，两寸关俱虚软无力，两尺俱滑大。每日疟发，寒不成寒，热不成热，退热无汗，热退又不能尽，饮食减少，神倦无力，二便俱通，面色青黄，舌色淡紫，无苔，似有亮光，惟舌根两边有两条白苔，口中微渴。已服藿香正气散数十剂矣。余与表弟蔡律初同诊，因与商曰：此子体质本弱，暑邪深伏，不能托邪外出，又为药伤，正气愈虚，阴阳已有两亡之象。若再驱邪，邪将内陷，乃不可为矣。惟阴阳两补，扶其正气，则邪不待驱而自解。表弟所见亦同，因用六君子汤加石斛、麦冬、白芍服。两帖便寒热分清，热因汗解，口味稍开。前医见而阻之曰：再服此药，定致喘满不救，为开藿香正气散方，又服两帖，病复如旧。其母知误，仍求治于余。余曰：以吾前方，服五六帖便愈。四帖后，果寒热止，饮食进，舌生薄苔，脉有起色。后开八珍糕方，令终年常服。数年来，俱无病。(《崇实堂医案》)

【评议】本案患者年幼，禀赋素弱，夏伤于暑致暑邪深伏，不能托邪外出，前医不察，药误反使"正气愈虚"，病情濒于"阴阳已有两亡之象"，当此紧急关头，后医体证合参，认为"若再驱邪，邪将内陷，乃不可为矣。"故改投阴阳两补扶其正气，方用六君子汤健脾补气，加石斛、麦冬养阴护津，阳气得复，津液得养，则正气内存，方可透达伏邪。而后常服八珍糕，致力于调理脾胃以培后天之本，体现了治病重体质的整体观念。

寒湿证药误危症迭起幸体质坚固得治案

同族熙斋之岳丈孙步翁老先生，任西码镇，病两月，为医药所误。神识昏惑，间有谵语，二便俱闭，口不欲食，手足振颤，日轻夜重。熙斋挽予往诊，雇船同往。其脉俱濡弱而迟，两尺滑大而迟；舌苔白滑满布；神昏而倦，肢体软弱，寒热日发一次；头汗出，颈下无汗。视所服药类皆辛凉，如黄连、羚羊角等，亦服多剂。余曰寒湿之症也，本不神昏谵语，因凉药助邪，浊气熏蒸所致；本不振颤，因凉药阻滞经络所致；本不便闭，因凉药拥遏谷道所致。幸体质坚固，不易动摇。为用川厚朴三钱，苍术二钱，草果仁一钱，煨姜一钱，枳实一钱，陈皮一钱，木香一钱，藿香一钱，生甘草

五分，滑石三钱。一剂，便通搐定。三剂，各症俱退，人事向安。后服丸剂调理月余，精神复旧。（《崇实堂医案》）

【评议】《温疫论》云："老年营卫苦涩，几微之元气易耗而难复也……所以，老年慎泻，少年慎补。"提示对老年患者的辨证施治时，应兼顾其体质，用药不可太峻。本例原为寒湿之证，前医过投寒凉之剂，以致危症迭起，险象丛生，所幸患者平素"体质坚固"，纵遭药误，但在后医的正确治疗下，"各症俱退，人事向安。"由此可见，体质与疾病的转归和预后关系极为密切。

痰湿之体而病湿温体病兼治取效案

长沙严桐君，神岗山厘卡司事也，初病寒热，服药两帖而止，数日复发。加腹痛囊坠，又服丁香、吴萸、茴香、术、附等两剂，便身大热、汗大泄、胸中板塞，囊坠筋牵，其痛尤甚，小腹亦胀闷而痛，入夜手足躁扰，喘急面赤，语言谵乱，壮热不寐。诊得脉左三部弦数有力，右三部滑数有力，尺部尤盛，面色晦滞，舌苔厚腻。余曰：此本痰湿之体而内有伏热，又服燥烈之味，致热势暴炽，鼓动痰火上犯，扰乱神明，故躁妄胀闷；辛温之味迳入下焦，致热无可泄，逼入肝经之筋与络，故囊坠筋牵痛甚。凡湿温之症，俱属阴邪化热，故入夜反剧。为用姜黄连、川厚朴各一钱半，枳实、杏仁、薏仁、贝母、黄芩各三钱，知母、泽泻、茯苓各二钱，益元散五钱，白蔻仁八分，加白萝卜汁一酒杯为引。两剂热退神清，囊消筋舒，二便通畅。又易方，调理而痊。（《崇实堂医案》）

【评议】患者痰湿之体而内有伏热，又服燥烈之味，与伏热同气相求，使热邪侵犯下焦，且热能令人昏，遂见囊坠筋牵，语言谵乱，壮热不寐等症。医者诊断为湿温之证，予两分湿热，使病易解，即清热化湿兼顾，方中姜黄连、黄芩、茯苓清湿中之热，川厚朴、杏仁、薏仁、白蔻仁等共成宣气利小便之功，气化则湿化，小便利则火腑通而热自清矣。如斯处方用药，既顾及痰湿之体，又注重清化湿热，体病兼治，宜乎取效也。

用破痰通窍法治疗痰湿体质耳鸣案

治卢姜耳鸣，时开时闭，作肾虚耳鸣治不愈。系因平日嗜酒兼茶，多生湿痰，痰壅胸膈，耳窍不通。须以破痰通窍为主，此方主之。自制：

川芎一钱　葱白七寸　赤茯二钱　石草蒲二钱　苏子一钱　盐柏一钱五分
枳壳八分　槟榔五分　归身二钱五分　青皮六分　姜夏一钱五分　生甘五分
（《昼星楼医案》）

【评议】耳鸣为临床常见病症。一般多从肾论治，如耳聋左慈丸最为常用。亦有从气虚论治者，如益气聪明汤。本例患者作肾虚治不愈。后审其平日嗜酒兼茶，方知系痰湿体质，改用破痰通窍为法，可谓匠心独运，别开生面，洵是辨体辨证结合施治的案例，值得玩味。

小儿先天肾水不足外感易惹肝风治案

治畹儿肝经受风，痰嗽甚紧，腹痛夜啼，鼻流清涕，下粪如糜，手纹沉晦。治宜平肝则风息，风息则痰退。《冯氏锦囊·儿科·伤风门》云：伤风一症，初起则寒，宜辛温发散。郁久则热，宜辛凉和解。切不可初用寒凉，致外邪不得疏散，郁火不得发越，则肺气益伤，犹引贼破家矣。

今制此方，即清凉和解之意。凡小儿先天不足，易惹肝风。先天者肾水是也，水不能生木，则木燥生风。火因风起，而痰生焉，故沾沾于化痰无益也。即知治风，而不知风伤于何经，亦无当也。自制：

苏子一钱　白芍八分　灯心一团　前胡八分　钩藤一钱　胆星六分　姜朴六分　麦冬八分　银柴七分　防风六分　淡竹八分姜制　生甘三分　茯苓一钱五分

服前方后，愈十之七，惟风痰未净尽，加减前方。

苏子一钱　前胡八分　姜朴六分　姜淡竹八分　白芍八分　麦冬八分　生甘三分　灯心一撮　胆星六分　白术二钱　淮山一钱五分　蜜杷叶八分

病愈后调理方，服两剂。

潞党三钱　炙芪四分　白术二钱五分　首乌一钱五分　升麻三分　生姜一片　淮山四钱　石斛一钱五分　陈皮六分　炙甘三分　炒粳米八分　益智一钱　茯苓二钱　泡吴萸三分（《昼星楼医案》）

【评议】案谓："凡小儿先天不足，易惹肝风。先天者，肾水是也，水不能生木，则木燥生风。火因风起，而痰生焉。"这种病因病机，在小儿疾病尤其是外感热病中颇为常见。如我们在二十世纪七十年代从事乙型脑炎临床研究时，发现患儿大多出现抽搐痉厥喉间痰鸣等症状，分析其病机，的确与小儿先天肾水不足，病情易化热动风生痰有很大关系，故滋阴清热息风、化痰开窍醒神是最常用的治法。试观本案所制之方，其中麦冬、白芍、首乌、石斛，意在滋养阴液，以充先天肾水，系针对患儿体质而设，余皆清热化痰息风之品，充分体现了体病兼治的方法。

湿热夹阴虚体质湿热痰浊交相为患治案

素禀湿热阴虚体质，因感寒邪误治，迁延日久，寒邪已渐化热，湿痰内踞，胸痞昏谵，苔厚芒刺，口干烦渴，二便短闭，右寸独大，余具虚涩。大为邪胜，虚为气虚，涩为津伤，乃元气津液枯竭之象，邪实正虚症象纷歧，极难下手。昔马元仪先生医案中所治各病，大半介在伤寒湿热之间，适在寒邪化热之际，却又因素有痰涎为寒邪所郁，郁则化热，激动其势，湿热浊痰混淆，盘踞于内，扰乱正气也。其间治法独具手眼，今仿其意，进以肃肺宣津导湿祛痰之剂，仍候高明酌裁。

小川连二钱　生薏米五钱　陈枳实二钱　石菖蒲二钱　全瓜蒌四钱　川厚朴二钱　川石斛四钱　苦杏仁三钱　鲜苇根八钱　甘蔗汁一杯（《雪雅堂医案》）

【评议】此患素禀湿热阴虚体质，从当今体质分类来看，当属于阴虚质兼湿热质的复合体质。加之感寒误治，迁延日久，寒邪化热，湿痰内踞，邪实正虚征象纷歧，更是极难下手。张伯龙（雪雅堂医案作者）效仿马元仪先生治疗湿热浊痰混淆扰乱正气之意，进以肃肺宣津导湿祛痰之剂，滋阴取川石斛、鲜芦根、甘蔗汁甘淡清润之品，余皆清热祛湿化痰之属，如是配伍，不但可以避免祛湿伤阴、滋阴蕴湿的弊端，甚至还可以使祛湿热与滋阴津相互促进，相辅相成。

肝阳体质罹患风温体病兼治案

平时肝阳体质，因患风温，外寒挟内热，头痛如劈，畏寒发热，口渴恶心，抽搐，肌舌麻疼，腹内风窜，脉象缓大模糊，勾起其肝风鼓荡，其温邪须防痉厥内闭，辛凉甘寒宜之。

羚羊二钱　桑叶三钱　天麻二钱　生地三钱　荆芥一钱　白芷二钱　川芎二钱　羌活一钱　石膏二钱　蝉蜕一钱　石斛三钱　蔓荆三钱

又

元参三钱　丹参三钱　犀角一钱　竹茹三钱　钩藤二钱　天麻二钱　菊花二钱　蝉蜕一钱　蔓荆三钱　连翘二钱　桑叶三钱　石斛三钱（《雪雅堂医案》）

【评议】外感风温，肺卫失调，"伤于风者上先受之"，肺为脏腑之华盖，外邪侵之，首当其冲，故肺卫失调，见"头痛，畏寒，发热"等症。本案患者平素肝阳体质，外邪入侵后，其病情随体质而变化，故出现风阳鼓荡之证。案中首方选用辛凉甘寒之品，辛凉以解表，甘寒以滋阴清火，既治标又顾本。又方中仍选用清滋柔木之品，以达到上宣肺气，下潜肝阳之效。此为体病结合施治的范例。

先天不足阴虚木旺挟痰入络而成痰核治案

刘女　脉弦带数，气口郁郁不舒，左项痰核联珠，胸次窒闷。此由先天不足，无形之火挟痰窜入少阳之络，肝为乙木，肺为辛金，木气上升太过则辛金不能开降，所谓亢则害也。前人谓气即是火，火即是气，拟开展上焦气化。

香豆豉钱半　广郁金钱半　生香附二钱　瓜蒌皮三钱　川贝母二钱　苦杏仁三钱　粉丹皮钱半　鲜枇杷叶一两　冬桑叶二钱　酒海藻钱半

再诊脉弦，右寸郁郁不舒，间数日辄觉发热，左项痰核结聚，阴虚木旺挟痰入络，清泄肝木，参以和阴化痰。

霜桑叶二钱　女贞子三钱　广郁金钱半　黑豆衣三钱　粉丹皮二钱　炒白薇二钱　制香附钱半　浙贝母二钱　钗石斛三钱　香青蒿钱半　细生地三钱（《雪雅堂医案》）

【评议】本案患者先天不足，乃指下焦肾阴素亏，以致木乏水滋，肝火上炎而侮肺金，气机失调，津液运行不畅，随经络上循至颈部，痰气凝结而成块。观其前后二诊处方用药，旨在疏肝解郁，宽胸理气，化痰散结。方中生地、女贞子、黑豆皮、石斛乃滋养肾阴，补其先天不足，兼调体质是也。

阴虚体质罹患痿证治案

　　琴川小东门王姓　年约十七八　素有滑泄遗精，两足痿软，背驼腰屈，两手扶杖而行，皮枯肉削。彼云：我有湿气，已服三妙汤数十剂，罔效。余曰：瘦人以湿为宝，有湿则肥，无湿则瘦。观其两腿大肉日削，诊脉两尺细软。《难经》曰：下损于上，一损损于肾，骨痿不能起于床。精不足者，补之以味。损其肾者益其精。如再进苦燥利湿，阴分愈利愈虚，两足不能起矣。进以六味地黄汤，加虎骨、龟板、鹿筋、苁蓉，大剂填下滋阴。服十余剂，两足稍健。再将前方加线鱼胶、鹿角霜等，服十余剂，另服虎潜丸，每日五钱，两足肌肉渐充，步履安稳。

　　治痿诸法，《证治准绳》各书言语甚为纷繁。以余思之，用法当简，惟干、湿二字足矣。如花卉菜蔬，过湿则痿，过燥则痿，人之痿而不振，亦惟干、湿二字尽矣。看痿之干湿，在肉之削与不削，肌肤之枯润，一目了然。如肉肿而润，筋脉弛纵，痿而无力，其病在湿，当以利湿祛风燥湿。其肉削肌枯，筋脉拘缩，痿而无力，其病在干，当养血润燥舒筋。余治痿症甚多，今忆两条，未尝不可为规则也。(《余听鸿医案》)

　　【评议】本案痿证，缘因素体滑泄遗精，阴精耗损过度，筋骨失养所致。从体质角度分析，患者显属阴虚体质。故治疗以滋养肝肾，补益阴精为务。

饮食偏嗜引起体质异常致吐血治案

　　吐血盈盆而出，虽由肺热咳吐，实由肝胆之火上炎，沸伤迴血之络也。

有顾永祥者，好酒纵饮，一日邀余往诊，则吐血已十二碗，神呆自汗，余知其嗜酒，为用犀角地黄加连、柏、血余炭、蒲黄炭、参山七末，入童便一杯和服，服下顿止。间六日复吐，来请余诊。余问今吐几何？答云：约六碗许矣，切其脉，芤微无力，神益困不能言语。余仍治以前法，去连、柏，加党参炭、黄芪炭各三钱。间七日，又来请，余问因何而间七日，一少年云：此症为苏女巫所误，女巫嘱服仙方可愈，屡为所惑，苏若再来，我当以老拳饱之，愿先生谅而治之也。余知现又吐七碗，因曰：可知一人之血，能有几何？今脉伏不见，即谓之脱，心主神，心主血，刻神志恍惚如昏，汗出黏手，即欲治，恐无及矣，姑立一方，以尽余职。乃书参、黄芪、归、地、蒲黄、血余、地榆、小苏、乌梅，九味皆炒炭，山漆末、陈梭灰调和服之，服下遂止。进而调理，每加阿胶，半月而痊。永祥素力大，能负米一石，病后只能负莝麦一石，力减四十斤，可见多病之人，力必弱也。（《医案摘奇》）

【评议】体质的形成，与饮食的优劣、偏嗜亦有一定的关系，如嗜饮酒茶，膏粱厚味，多见痰湿或湿热体质；嗜食辛辣炙煿者，易致阳热偏旺等。本例患者"好酒纵饮"，其湿热内盛可知，其病吐血，与体质因素不无关系，故主治医生治疗时顾及体质，初用犀角地黄汤清营凉血，加黄连、黄柏苦寒清热，药证熨帖，服下顿然血止。后信女巫误治，虽病有反复，经随证治之，终获痊愈。

稚龄暑风夹湿欲作惊风治案

大义汪　稚孩暑风夹湿，脉浮大，舌滑白，汗多发热，渴饮。恐变惊风，姑宜清热祛邪。（又月二十四日）

瓜蒌根三钱　密银花二钱　大豆卷三钱　淡竹叶钱半　连翘三钱　扁豆衣

三钱　赤苓四钱　白蔻仁八分，冲　六一散三钱　光杏仁三钱　枳壳钱半

清煎，二帖。

介按：稚年纯阳之体，感受夏月之风热与湿，最防化热劫液，引动肝风而为痉厥，况其汗多发热渴饮诸端，是属热炽显然。故治法宜清热达邪。（《邵兰荪医案》）

【评议】本案介按从小儿体质角度，阐述病情演变和转归的特点，对临床很有参考价值。

体虚外感暑湿致吐血先治标邪后培正气得愈案

受暑吐血治验

堂侄，某年二十岁，禀赋素薄，夏初赴郡考试途中受暑，至郡微作寒热，头两侧痛，舌苔微黄，小溲涩少，服表散药未甚全愈。揭晓后因车夫不便，遂步行回家，且赶站过急，旅次患吐血证。归家后，迎余诊视，脉象略数而虚，与以辛凉清暑之剂，其发热稍减，血亦止。数日后，面目俱黄，小便短赤，胸脘痞闷，不甚思食，气馁神倦，全现暑秽伤气，湿热为患，吴鞠通先生所谓暑瘵之证也。改用三仁汤八九剂，胸脘开爽，遂能健饭，便溺亦利。后以栀子、连翘、茵陈、滑石、石斛等除湿热之药，服数剂十愈八九。然行走过急总觉心跳作馁，复拟熟地、萸肉、山药、茯苓、龟胶、牡蛎、苁蓉、五味子、天冬为丸缓调而愈。夫吐血一证，方书每谓服凉药者百不一生，治法多用温补。余临证既久，乃知此证病因不一，治法不可拘泥古人，为医须活泼泼地。有是病则用是药，不可坚执前贤一偏之见，自误误人。盖草根树皮其性多偏寒偏热，偏散偏收，古圣人创立医法，无非藉药之偏性以治病之偏盛，业医亦可偏乎哉！

尚按：此人禀赋素薄，当是素因先天肝肾之真阴不充，复因暑湿外侵，劳倦内伤，故治法如是。然现证面目俱黄，小溲短赤，则三仁汤不如用甘

露消毒丹之捷，迨后行走过急心跳作馁，乃不用补心之药而竟愈，更可证明其为下虚失纳，阴精不主上承使然。至论吐血之病，因不一治法，不可拘泥，则又为医学上之通义矣。（《萧评郭敬三医案》）

【评议】"禀赋素薄"而感邪致疾，先后出现寒热、头痛、吐血、黄疸等病症，萧氏权衡轻重缓急，先以表散、辛凉清暑、祛除湿热等法以治其病，俟病症缓解后投补养肝肾之剂以培其本，终获痊愈。辨证施治与辨体施治有机结合，昭然若揭。"尚按"对病因、病机和治法的分析十分精当，可参。

体质素虚而病肿胀采取塞因塞用获捷效案

脾虚肿胀治验

余内子，体质素虚，又以生产过多，遂至食少作胀。余初犹不甚介意。月余肿胀大作，腹大如鼓，四肢头面皆肿，饮食亦少。按其脉，虚迟无神，乃脾虚作胀之证，遂定方六君子汤，加干姜、附子、肉桂，服十余剂即愈，凡利水消胀之药，一概未用。盖脉证，全是脾阳虚惫，不能健运，剥削之药，用之愈伤正气矣。夫脘胀不舒，胸中痞塞之证，似不宜参术呆钝之药，助其胀满。然服之不惟不加胀满，且见功如此其速，即《内经》塞因塞用之法也。

尚按：虚痞虚胀，脾失健运，用参术反不可轻，脾能健运痞胀自消，此即塞因塞用之理。外观之似属权变，内察之仍属正治，与热结旁流，中有燥屎，便既泻而复用攻下药以治之，为通因通用者，对勘愈明。（《萧评郭敬三医案》）

【评议】从本案所记述的症状和治疗方药来看，所谓"体质素虚"，当指后天脾胃素虚，故以辨体施治为主，纵鼓胀之疾，参、术等呆钝之药，也在所不忌，此"塞因塞用"之反治法也。可见辨体施治在临床治疗上的重要性。

体病兼治当有侧重案

左　病前劳乏不寐，少阴之气先伤，阳明疹毒窍发，身热三日，密布丹痧，咽关肿腐哽痛，脘闷形寒，大便欲泄，舌苔黄，脉弦数。唯素体阴气极薄，温邪疹毒阻中，欲达未达，恐化燥昏陷。

真风斛四钱　赤芍三钱，炒　薄荷三钱五分，后下　甘中黄三钱五分　桑叶三钱五分　象贝三钱　朱连翘四钱　白前三钱五分　牛蒡三钱，研匀　莱菔子三钱，炒　马勃一钱　赤苓三钱五分　枇杷叶三钱，去毛筋，包

又方：顷投剂后，面部痧子较显，身热似衰，但喉关肿势不退，舌苔白垢，脘窒腹鸣，脉弦。表分未解，浊阻中焦。姑拟泄肺化痰，以宣透上焦。

原金斛四钱，先煎　白前三钱五分　莱菔子三钱，炒　薄荷三钱五分　白杏仁三钱　大腹皮三钱五分　枇杷叶三钱，去毛筋，包　象贝四钱　赤芍三钱　通草一钱

又方：表热较衰，痧子渐回，喉关白腐也退，而紫肿依然如昨，舌苔边炎绛，脉弦数。邪恋阴伤，治宜兼顾。

真风斛四钱　银花二钱五分　赤芍三钱，炒　细生地四钱，切　元参四钱，盐水炒　连翘三钱，辰拌　大腹皮三钱五分　辰灯心三分　桑叶三钱五分　土贝三钱，去心杵　竹卷心三钱　川通草一钱　枇杷叶四钱，去毛筋，包　石决明五钱，煅，先煎　甘中黄二钱。（《曹沧洲医案》）

【评议】此案患者虽"素体阴气极薄"，但曹氏并未大剂予咸寒滋腻填补肾阴之品，究其原因是上焦肺脏感受温热之邪，故拟方时以暂清润上焦

为用，叶天士认为："温病传变最速"，以速去上焦邪热为要，务使邪气速溃，使无犯下焦，邪退后再议补养。本案中曹氏虑及患者阴虚之体，虽清热，亦必顾其阴体为要，故处方始终以甘凉之性的药物祛热生津，而非以刚燥的苦寒药清热，实为防其劫伤肾阴。

幼患流痰体病兼治案

幼　流痰。流痰溃脓不畅，肿势如旧，此禀赋不足，阳和之气失宣，一时未易奏效。

潞党参三钱五分　当归身三钱　淡木瓜三钱五分　桑寄生四钱　上西芪二钱五分　土贝四钱　海浮石四钱　炒谷芽五钱　制首乌三钱　丝瓜络三钱　茯苓四钱。(《曹沧洲医案》)

【评议】《外科医案汇编》云："痰凝于肌肉、筋骨、骨空之处，无形可征，有血肉可以成脓，即为流痰。"本病好发于儿童及青少年，《马培之医案》载："流痰……或婴儿脊骨柔脆，强坐太早，皆能致之"，《医门补要》载："龟背痰起于小儿，筋骨脆弱，加以先天不足……每成此疾。"本案中患者尚年幼，禀赋不足，加之本病乃三阴经之虚寒重证，曹氏予温通补托之剂，其目的在于补益正气，温阳通络，托毒外出。若是见其溃脓不畅，肿势如旧，便妄克伐之剂，恐误伤其稚阴稚阳，而犯虚虚之戒。

先去其邪稍参其本治案

右　素体阴虚肝旺，复加畏于服药，致表邪逗留，背寒灼热，头重胸闷，脉小弦数，舌糙白。口干，纳呆，少寐，大便燥结不畅，小溲热，少

腹瘕气撑胀。《经》谓邪之所凑，其气必虚。最虚之处，便是容邪之地，邪不去，虚更甚。拟先去其邪，稍参其本，候高明政之

归身二钱，炒　宋半夏三钱五分　石决明一两五钱，煅，先煎　赤芍三钱　象贝四钱，去心　连翘三钱　青蒿二钱　枳壳三钱五分　朱茯神四钱　淡芩三钱五分，炒　竹茹三钱　车前子四钱，包　省头草三钱五分　煅瓦楞粉一两五钱，包。（《曹沧洲医案》）

【评议】临床诊疗中，虽强调辨体论治，但又不应拘泥，当根据病情的标本缓急，随证变法，本案中曹氏"先去其邪，稍参其本"，正合《内经》"急则治其标，缓则治其本"之义。

阴虚体质邪陷血分肝风内动治案

积受夏秋暑湿，至秋分后感新凉，挟食滞，内外交郁，初起如疟，郁久化热，愈热愈闭，愈陷愈深，汗泄不解，便通不退，其故何也？盖为本质阴亏，津液为邪火灼烁，清灵之气被蒙，邪在气分，发白疹，邪陷血分，发红疹，疹不透，邪伏而神昏发痉矣。手指抽搐，撮空牵引，皆血分虚而百脉失养，肝风动而经络不舒，书言瘦人发病，虑其津涸发厥发痉。面目赤眼肿，唇焦齿垢，牙缝流血，舌焦而干燥，根缩而语糊，液涸津伤，渐有厥闭之危。方拟仲景，佐以豁痰清热，必得神清厥醒，舌润津回，希冀转关。

原枝大生地　炙甘草　柏子仁　麦冬辰砂拌　远志肉　大麻仁　茯神钩钩　鸡子黄生调同煎　橘红　真西黄另研　珍珠另研　细叶石菖蒲汁二小匙。（《上池医案》）

【评议】案谓"瘦人发病，虑其津涸发厥发痉"，道出了体质与发病和病情传变的关系。盖瘦人阴虚多火，感受外邪后，其邪气常随患者体质而

转化。本案在分析病因病机和确立治疗方法时，与患者体质紧密挂钩，确是一则辨体施治与辨证施治结合的典型案例，读后启发颇多。

禀质本亏渐成痿证治案

肾为先天之本，脾为后天之本，童年禀质本亏，大便从未结实，即此是命门大衰，脾阳不运，须知脾主四肢，左腿足跗肿，色白，足不任地，必致两足皆痛，渐成痿矣。

朝服健脾培土蒸运真阳。

参　术　姜　附　草　补骨脂　五味子　木香　大枣肉捣丸

晚服滋阴扶阳，益气补血，注意温养下部，使肿消痛缓。

熟地　枸杞子　归身　巴戟天　牛膝　虎胫骨　川萆薢　黄芪　蜜丸

（《上池医案》）

【评议】体质形成的因素是多种多样的，主要关乎先天因素与后天因素。所谓"先天"，即通常所说的"禀赋""禀性"。先天因素，特指禀受父母亲等上代直系亲属所带来的因素，常与肾有关。至于后天因素，主要与脾的消化吸收功能有关。本例系痿证之渐，其咎在于先后天俱不足，体质怯弱可知，故处方用药以培补脾肾，增强体质为主，确是抓住了要领。

禀质阴亏厥阴火亢致咳嗽咯血治案

禀质阴亏精气素虚，五年前头风偏左而痛，鼻衄大发，即此是肝阴不足，肝阳易升。近年不咳嗽而血上溢，吐血之后，随作咳嗽，嗽亦由左侧而上升，其气偏于左侧，胸胁至肩项头脑皆在左侧不舒，此系少阴水亏，厥阴火亢，从此咳嗽连绵，嗽不除血症必频频而发也。脉细数，形清减，用药图治，须从此处着想。

石决明磨敲捶背　盐水炒　炒枯大生地　炒黑山萸肉　炒黑丹皮　麦冬　钩藤　茯神　淮牛膝　生藕梢　井水煮。(《上池医案》)

【评议】本例偏左头痛、鼻衄、吐血、咳嗽等症，究其病根，乃"禀质阴亏精气素虚"使然，故采取体病结合的治疗方法。方中生地、萸肉、麦冬滋阴益精，为阴亏体质而设；钩藤、石决明平肝潜阳；丹皮、藕梢凉血止血；牛膝引血下行。合之共奏滋阴潜阳、凉血止血之功效。

阴虚体质用滋阴药当因时制宜案

阴虚体质，不耐劳动，上年夏季咳呛见红，咳嗽久而不愈，阴分之亏不待言也。但滋阴呆钝之药，必碍气分，且妨脾土。夏令溽暑，和中养胃为主，佐以益气培元，补而不滞，乃得补之力也，拟金匮麦冬法。

北沙参　米仁　茯苓　麦冬　川贝　扁豆炒　白粳米一两　煎取清汤代茶。(《上池医案》)

【评议】本例系"阴虚体质"，滋阴在所必需，但医者有鉴于夏令溽暑时节，深恐"滋阴呆钝之药，必碍气分，且妨脾土"，故选药时力求补而不滞，滋而不腻，《金匮》麦门冬汤即具此等功效，用之颇宜。

禀质阴亏致水不涵木肝气抑郁治案

左侧是肝位，主升有阴以济之，则升中原有降之理。左乳房乃阴络所聚，隐隐作痛，原系先天禀质阴亏，水不涵木，木火失养，而肝气抑郁。须知木是土之仇，肝痛必犯胃，胃脘作痛，腹中作胀，木来克土，痛必日甚，痛且彻背，遂乃作呕吐，呕吐痰饮，色如药汁，或酸或苦，肝阳心火交炽矣。因思初痛伤气，久痛伤血，初痛在经，久痛在络，痛已十五六载，而其痛一日三发，发则渐厥，脉左数右软，面色青黄，毫无华色，肝营竭矣，中气亦亏，将来上不得食，下不得泄，真津真液愈吐愈耗，何以图治？拟方：

朝服左金丸，另煎旋覆花、青葱管、新绛屑送下。

晚服当归羊肉汤：精羊肉去油膜、全归、大白芍、淮小麦、大南枣。（《上池医案》）

【评议】本例乳房隐痛，胃脘作痛，腹中作胀等症，究其发病之源，概由"先天禀质阴亏"所致，从而引起"水不涵木，木火失养，而肝气抑郁""木来克土"等病机，诸恙由是而作。体质在发病学上作用，由此可见一斑。

嗜酒湿热体质病湿热痢议治案

唐册垂，湿热痢。医家唐若如用归脾汤加苡仁、扁豆、干姜，丸方用白术、茯神、枣仁、黄芪、破骨脂等药不愈。延余诊视。予曰：大凡治病先以议其受病之源，而用药庶几合式。如册垂兄之病，因平素嗜酒，则知肠胃间湿热蕴蓄不清者久矣。加之夏令外受暑热之邪，内伏之湿热，乘机而发，为痢绵延连岁，每至秋冬起病之期，必然复作。仲景云：下痢至其时复发者，此下未尽，复下之。因脾主信故也。前者又有黄疸之病，则知湿热为患无疑。目下发而难愈，腹中作痛，后重逼迫，所下者皆赤白，面色痿黄，两足浮肿，倦怠乏力，小便短少，脉息洪大有力，此湿热之邪未清也。理宜清湿热，利小便，理滞气为治，乃为对症之药。今阅前方参芪术补气，则湿热之邪，何从出路；用枣仁远志，似乎养肝安神，而并无此症；既用扁豆苡仁实脾，又用当归润肠，自相悖谬如此；赤水下迫，而用干姜助火；至于九月终，又用破骨脂补肾火；肉豆蔻暖脾止泻，又加当归润肠之品，不知何故。况痢与泄泻两症，大不相同，竟将混为一途，大非前肾之法，乃张景岳混同立论之谈也。（《沈氏医案》）

【评议】本例痢疾之发，与体质关系密切。盖体质的形成，除先天禀赋外，后天获得亦是不可忽视的重要因素，自然环境、社会环境、生活方式等均会对体质产生影响。本案患者湿热之体多缘其平素嗜酒。酒为熟谷之液，性热而质湿，堪称湿热之最。《素问·玄机原病式·六气为病》认为："酒之味苦而性热，能养心火，久饮之，则肠胃怫热郁结，而气液不能宣通。"《叶香岩外感温热篇》也有载："有酒客里湿素盛，外邪入里，里湿为合，在阳旺之躯，胃湿恒多，在阴盛之体，脾湿亦不少，然其化热则一。"故恣饮无度，必助阳热、生痰湿，而成湿热体质。湿热为患既明，循理用药，则迅得转机，终获痊愈。案中沈氏"大凡治病先以议其受病之源，而用药庶几合式"之言，吾辈当谨记于心。

肥人痰湿之体而病痿痹治案

朱焕舆，四月起，右脚底肿痛，渐至四肢骨节疼痛，不随运用。八月又加干咳嗽，胃中常易受寒。目今头项不能转动，头俯不能仰视，两肩不举，转侧俱要人扶，两手无力，卧则臀压胁，难于移动，手指不能举捧，足心发热，午后更甚，且作痒，腰下至脚，皮肤绷急，骨节酸痛，不能步履，右脚更甚，嗽吐黏绵痰涎沫，大便干结，四五日一次，粪后间有红，语言多句，气即不能接续，必有干咳，尊体肥厚。丹溪云：肥人多湿痰。四月乃纯阳之月，热气薰蒸，下流于右足底，以致肿痛，右属脾胃，湿胜则肿，四肢亦属脾胃，胃中湿痰壅滞，无从出路，流于四肢骨节，而手足不能运用。此乃痿痹之症，属湿痰湿火，蕴蓄于肠胃，肠胃不能容受，流及于四肢肌肉之间，而为患也。（原评，能识病源，故许多病症皆滴滴归源，且有确据，非同俗医之循墙傍壁附会其说者比也。）其痰上干于肺，则为咳嗽。肺主皮毛，故易于感冒。肝主筋，头颈皆属肝，湿伤筋，故头不转动，俯不能仰视，两肩不举，湿胜则体重，故不能转输运动。湿热下流则脚底热。午后阳火亢盛，助其邪气，故其热更甚而作痒，湿热下注，故皮肤绷急，骨节作痛，不能步履。脾胃在右，病在脾胃，故右更甚。胃为贮痰之器，胃中热气薰蒸，煅炼津液成痰，随火上升而咳嗽。大便燥结者，热药补剂，壅塞不通之故也。血得热而妄行，热药扰其血分，则粪后见红。肺气壅盛，则语言不能通畅而接续。火气上炎烁肺，则干咳，脉息沉滑有力。种种见症，皆属湿痰湿火，蕴蓄于肠胃，流于四肢，而为痿痹之症也。服温补热药太过，壅塞经络，难于一时奏效。惟以豁痰清火，通行经络之药，煎丸并进，庶可渐次见功。一切醇酒厚味难化之物，并宜暂戒。

煎方：苍术　广皮　厚朴　半夏　香附　旋覆　木通　黄柏　牛膝木瓜　加姜砂仁

丸方：苍术　黄柏　牛膝　厚朴　广皮　香附　木瓜　枳壳　砂仁生姜　木通煎汤法丸。（《沈氏医案》）

【评议】本案患者"尊体肥厚"，属痰湿之体，时值四月热气薰蒸之际，加之过服温补热药，湿得热愈横，热得湿愈炽，是以病作。沈氏识症精到，以豁痰清火、通行经络之药，煎丸并进，不贪速效，渐次见功。值得一提的是，丸剂不仅为"用药舒缓而治之"，王孟英还提出丸剂可"避汤药之助痰湿耳"，用于本案痰湿久病者，颇为妥当。

同病疟疾体质有别治法有异案

丁未岁，余读于乡之僧寺。是年太阴司天，五月后阴雨经旬，里中地极下湿，而农家露宿于野，外感风寒，必病疟利。因先配常山酒一坛施之。六月半疟果大作，凡十人而五六，取酒者接踵至，保全颇多。至七月中，疟少息而酒亦罄矣。寺僧名昌裕，素无赖，以余在寺稍敛迹。旋亦病疟，向余求酒，余以酒已完，欲再制之非浸渍十数日不可，仓卒不能办。昌裕似嫌余吝，乃招而来曰：子怒我错矣，疟虽一病，而人之虚实禀赋不同，余所施之酒，未必人人尽效。我为若治之何如？僧始转怒为喜，乃诊其脉，则弦而迟。告曰：弦是疟正脉，而迟则寒象。子患寒疟，发必多寒少热，且先寒后热，身痛无汗。僧曰：良是。乃以越婢汤发之，二日疟少止，令五服则全愈矣。（《醉花窗医案》）

【评议】疟疾病因虽一，但人之体质有异，服相同之药（常山酒），未必悉都奏效，此何故？《医案金鉴》说："人感受邪气虽一，因其形藏不同，或从寒化，或从热化，或从虚化，或从实化，故多端不齐也。""形藏"者，体质是也。由于个体体质不同，决定寒热虚实的不同证型，临床症状亦有差异，故治法有所区别。案中谓"人之虚实禀赋不同，余所施之酒，未必人人尽效"，理即在此。

稚年体质最薄邪气得以蔓延治案

虞（五岁）身热腹痛，前议疏泄得效。缘稚年体质最薄，邪气得以乘虚蔓延，腹痛复作，身热不止。幼科但知治惊，不明《内经》诸痛之义，所用方剂，皆镇惊化痛之剂，不惟腹痛不减，益且大便坚秘，少腹痹热，四肢厥冷，酿成危患。

川桂木五分　南楂炭一钱五分　茯苓三钱　淡黄芩一钱　橘红一钱　泽泻一钱　苡仁二钱　生谷芽一钱（《也是山人医案》）

【评议】小儿肌肤娇嫩，脏腑不坚，气血未充，故吴鞠通称小儿为"稚阴稚阳"之体。须知体质与疾病的传变和转归关系极为密切，对此编者深有体会。二十世纪六十年代，我曾参加流行性乙型脑炎的临床研究，本病患者大多是小儿，得病之后，其变化极为迅速，有的患儿刚入院时中医辨证属"卫分证"，但过不了几个小时，迅即出现"逆传心包证"或"气营两燔证"，甚则险象蜂起，顿陷危殆，常使医者鞭长莫及。这固然与感邪轻重有关，但主要应归咎于小儿"稚阴稚阳"体质而导致病势易于生变。本案中"缘稚年体质最薄，邪气得以乘虚蔓延"句，即道出了体质与疾病传变的关系，值得深思。

阳虚体质滑泄不止治案

倪（十三）　禀质最薄，滑泄不止。

焦白术二钱　炒焦谷芽一钱五分　茯苓三钱　益智仁五分　广皮一钱　泽泻一钱　厚朴一钱　姜炭三分（《也是山人医案》）

【评议】案语虽简，已点出了体质与发病的关系。这里所说的"禀质最薄"，从其"滑泄不止"症状和处方用药来分析，患者当属脾肾阳虚体质，即现代中医体质分类中"气虚质"兼"阳虚质"的复合体质。

体质素弱而病湿温误用滋腻病愈甚案

赵姓妇，年近四旬，禀质素弱，春间患怔忡不寐，自服人乳二十日始愈。夏间复病，每日午后发热，身困胸闷作恶，不思饮食，泄泻，自用元参、麦冬、山栀、桔梗、薄荷、甘草等药，热愈甚。延予诊治，右脉弦数，舌苔白腻，小便热，予谓此湿温病，最忌滋腻之药，虽体质素衰，亦不宜用补药，当先治病，特方法宜和平，而不可用重剂耳。遂拟方用黄芩一钱五分，苡仁、滑石、青蒿各三钱，佩兰一钱，蔻仁、通草各六分，橘皮五分，接服两剂，热退泻减，但胸次作痛，怔忡复作，手麻不寐，脉转缓小，咳嗽，舌尖红，中苔薄腻。遂改用蔻仁六分，木香、佛手各八分，枣仁、柏子仁、茯神、茯苓各三钱，佩兰一钱，枇杷叶一片，两剂诸恙全退，能进饮食矣。(《丛桂草堂医案》)

【评议】禀质素弱，气血阴阳亏虚，五脏功能失调可知。心失所养，则发为怔忡不寐，又复感湿热之邪，阻遏脾土，清气在下，则生飧泄。医者四诊合参诊断为湿温之证。认为不可妄投滋补之剂，避免湿热愈加胶结不解，此乃秉承吴鞠通《温病条辨》湿温"三忌"中忌润之说。治湿不利小便，非其治也，故方中选用苡仁、滑石、通草等利湿而不伤阴，亦无助热化燥之弊；黄芩、青蒿、佩兰等苦寒芳香之品以清化湿热。本案立足全局，先行"急则治其标"，解湿热之邪，后以清热化湿中佐安神养阴之品，体病兼治，廓清余邪，诸证自除。

体质瘦弱临产去血过多体病兼治案

王姓妇小产后，心慌不寐，发热恶寒，头晕汗多，口干舌苔少，舌尖破皮，脉息虚数，此临产时去血过多，气血两虚之象。盖阳虚则恶寒，阴虚则发热，阴阳俱虚则恶寒发热也。问之果下血三日，而胎始堕，胎堕时，又极艰苦，晕厥数次，而体质又瘦弱。遂以补养气血安神敛汗之方，一剂而安寐汗收，寒热俱退，能起床行立，进粥半碗，二剂而全愈矣。方用熟地、阿胶、麦冬、牡蛎、枣仁、茯神各三钱，干地黄四钱，黄芪二钱，红枣三枚，水煎。(《丛桂草堂医案》)

【评议】患者体质瘦弱，加之小产后气血阴阳俱亏，脏腑功能失调，故发为心慌、不寐、头晕、多汗等虚劳之象，治宗《内经》"劳者温之""损者温之"之旨，投以温补之剂，使气血得充，阴阳互济，则诸证自愈。方中干地黄、熟地、阿胶、黄芪、茯神滋补肾阴，益气养血，补其先天不足，调其素弱体质是也。

体质素瘦又病喉痧体病同调案

金平卿君哲嗣，年八岁，体质素瘦，今年三月出痧，痧后又生泡疮，至六月初旬，又病喉痧，发热咽痛，初由西医蒋某治之。用冷水浸毛巾罨颈项，又用水浴法，及服安知必林，与盐剥水漱喉等法，均无效，病势益剧。其岳家童姓荐予治，时六月十五日也，身热咽喉两旁上下皆溃烂腐秽，舌红无苔，口渴溲黄，脉息软数，盖阴液大亏，热邪燔灼于上焦也。热不难解，惟咽喉全部腐烂，而阴液亏耗，断非实症可比，危险已极，幸神不昏，呼吸不促，不烦躁，尚可挽救。拟方以增液汤为主，鲜生地一两，麦门冬、元参各三钱，加鲜石斛、金银花、连翘各三钱，黄芩一钱，天花粉二钱，知母一钱，甘草六分，作煎剂服，外吹锡类散，先用淡盐汤漱喉，漱后吹药。金君自以寒暑针置病人口中验热度，已有一百零五度之高，予谓寒暑针，虽能验热度之高下，然不能分虚实，万不可泥以论病。若只准寒暑针所验之热度，以定治法，则当用三黄白虎，然就脉象舌色而论，则不独三黄白虎不可误投，即西药中之退热剂，亦非所宜，否则危亡立见，噬脐①无及矣。金君韪之，遂以予方煎服焉。

十六日复诊，四肢不热，身热亦轻，舌红色而光，毫无苔垢，大便通利，溲色黄浊，言语多，口不渴，彻夜不寐，喉烂如故，脉息虚数，原方去黄芩、花粉、知母、鲜生地，加西洋参一钱五分，枣仁、朱拌茯神各三

---

① 噬脐：比喻后悔已迟。杨雄《太玄赋》："将噬脐之不及。"

钱，干地黄五钱，用百合一枚，煎汤代水煎药。

十七日复诊，舌上红色转淡，夜间能睡一二时，谵语亦减，咽喉上部腐烂较退，惟下部及隔帘等处，仍然腐烂，精神疲惫，脉息虚细无神，是气血大虚之候也。急宜培补，拟方以大补元煎合增液汤法，西洋参二钱，炒熟地炭三钱，干地黄四钱，怀山药三钱，朱染茯神四钱，麦门冬、元参、石斛各二钱，人中黄四分，吹药仍用锡类散，日吹数次。

十八日复诊，夜寐甚安，谵语亦止，稍能进粥汤，喉烂减退大半，脉息仍细弱无神，仍用原方，熟地加至四钱，又加莲子三钱，女贞子三钱。

十九日复诊，喉烂全退，用毛笔蘸水拭之，腐物随笔而出，全部皆现好肉，不比前数日之黏韧难拭矣，脉息亦较有神，而现滑象，舌色仍淡无苔，小便清，能进薄粥，仍用原方，熟地减用三钱，去石斛，加扁豆三钱。

二十日复诊，饮食较多，乃以原方减轻其剂，接服两日，眠食俱安，但忽又发热，或轻或重，而热之时间又不一致。金君复以寒暑针验之，仍在一百零五度，及零三四度之间，甚以为忧。予曰：无恐也，此气血未能复原，营卫未能调和，而邪热之内伏者，仍不免有余蕴耳。且现在喉烂全愈，眠食俱安，种种生机，与七日以前之危险现状，相去不啻天渊，乃以前方去熟地，酌加青蒿、佩兰、苡仁、地骨皮等药，接服两剂，遍身发出白痦，如水晶，如粟米，而热遂退，饮食亦渐多。但仍不能起床行立，嘱以饮食培养，如鸡鸭汤粥饭之类，尽量食之。自是遂不服药，越数日为其祖母诊病，此儿犹未能起床，但饮食甚多，每日夜须食六七餐，至半月后，始稍能行动，一月后始能出卧室，可以想见其病之危，体之虚矣。当其未能出卧室之时，亦间有发热便秘，面目浮肿诸现状，皆未以药治之。盖此为病后应有之现象，一俟气血精神恢复原状，则自痊矣。此病得瘥，固由病家始终坚信，旁无掣肘之人，而夏君子雨赞助之力，亦足多焉。予用熟地时，病家不敢服，虑其补也，赖夏君为之解说，盖夏与金固旧交，而亦精于医者也。（《丛桂草堂医案》）

【评议】本案对患者的体质及疾病的病因病机、治法方药描述详尽，在体质与疾病的性质和转归关系方面尤为突出。患者年幼，体质素瘦，阴虚火亢之体可知，又发喉痧，津液耗伤更甚。因此在整个治疗过程中，以增液汤为主，重视养阴护津，"须知热病最易伤阴，当刻刻保阴为要"，体病同调，廓清邪热，则热证自除。耐人寻味的是，案谓："寒暑针，虽能验热度之高下，然不能分虚实，万不可泥从论病。"此语道出了中医在运用西医仪器设备时，应作为辩证论治的借鉴和参考，不能拘泥。

先天不足寒湿伤络致癞疝治案

许　疝瘕之病，生于肾，发于肝。盖少阴为阴之枢，厥阴之脉络阴器，睾丸形圆，亦主旋转。系先天不足，寒湿之邪内伤络脉，致枢转不灵，元阳下陷，故阴襄肿坠坚大，名曰癞疝。若非升补元阳，疏通寒湿，从何而治乎？

高丽参一钱　金琐阳二钱　绿升麻六分　杭青皮一钱　炙叙芪二钱　炙甘草八分　软柴胡六分　西小茴一钱　广橘核二钱　川楝子一钱　青木香八分（《阮氏医案》）

【评议】癞疝之名见于《素问·阴阳别论》等篇，是属于疝瘕之病。本病多由于寒湿下注而引起的阴囊肿大，其形如升如斗，一般不痒不痛。本例系先天不足之体，寒湿之邪内伤络脉，以致元阳下陷，发为癞疝，且先天不足是其主因，故以升补元阳为主，辅以疏通寒湿。方中参、芪、琐阳均为大补元阳之品，橘核、小茴、青皮、川楝子、木香功擅疏肝理气，为治疝的常用药物。体病兼治，可望获效。

小儿纯阳之体暑热呕恶泄泻治案

徐　小儿纯阳之体，阴气未足，时值盛夏，暑热交迫，阳气偏胜，清浊混淆，致成呕恶泄泻，阴津被劫，五液干燥，身发壮热，急进清暑养液兼分利法。

益元散钱半　扁豆衣钱半　鲜荷叶一角　鲜芦根钱半　鲜石斛一钱　水佩兰六分　连翘壳一钱　淡竹叶六分　川通草六分（《阮氏医案》）

【评议】小儿纯阳之体，暑为阳邪，两阳相加，势必伤阴；且暑必夹湿，而为暑湿。暑湿变乱于肠胃，吐泻乃作。本例处方，意在祛暑利湿，分清别浊，使邪不扰乱肠胃，吐泻可止。又因津液损伤，故用生津养液之品以扶正敌邪。立方遣药堪称妥帖，值得效法。

小儿木火偏胜致鸡盲治案

盛　小儿纯阳之体，今逢盛夏缺乳，真水不足，木火偏胜，每交申酉时，上蒙清窍，故目犯鸡盲之病矣。《经》言乙癸同源，水木相生。遵其法而治之。

红枣杞钱半　大生地三钱　山萸肉钱半　湖丹皮一钱　杭菊花钱半　淮山药二钱　白茯苓钱半　建泽泻一钱　女贞子二钱　刺蒺藜一钱　蝉蜕壳六分（《阮氏医案》）

【评议】鸡盲又称雀目，即夜盲症。本例患儿缺乳，真水不足，加之小儿纯阳之体，驯致木火偏胜而致鸡盲，方用杞菊地黄汤加味滋养肝肾，颇为合适。现代医学认为本病多因维生素 A 缺乏引起，实属营养不良的一种病症。临床宜采取中西医结合疗法，效果益彰。同时，还应采用食疗，多食动物肝脏、鸡蛋等物。

阳虚体质冲任寒滞癥瘕积聚治案

柳　禀质阴寒，奇经八脉不和，小腹有癥瘕积聚，阻碍月事，经气不得流通，致肚腹上下疼痛异常。拟以通经化浊兼疏气法。

当归须三钱　酒赤芍钱半　川楝子钱半　元胡索钱半　黄木通八分　西小茴钱半　淡吴萸八分　北细辛八分　川桂枝钱半　杭青皮钱半　炙甘草八分　紫沉香八分

又　前方大有见效，再拟方于下。

东洋参钱半　淡附片八分　川桂枝八分　大腹皮钱半　全当归三钱　西小茴钱半，炒　酒白芍钱半　炙甘草八分　川椒肉八分　杭青皮钱半，炒　紫川朴八分（《阮氏医案》）

【评议】阳虚体质，冲任寒滞，气血不利，以致瘀血凝聚而成癥积，方用当归四逆汤加茴香、吴萸温经散寒，调理冲任，复入川楝子、延胡索（即金铃子散）、青皮、沉香行气止痛，如是则癥积可消，月事通畅，而腹痛自解。

附件：

中医体质 9 种基本类型与特征

（摘自中华中医药学会发布的《中医体质分类与判定》）

1 平和质（A 型）

1.1 总体特征：阴阳气血调和，以体态适中、面色红润、精力充沛等为主要特征。

1.2 形体特征：体形匀称健壮。

1.3 常见表现：面色、肤色润泽，头发稠密有光泽，目光有神，鼻色明润，嗅觉通利，唇色红润，不易疲劳，精力充沛，耐受寒热，睡眠良好，胃纳佳，二便正常，舌色淡红，苔薄白，脉和缓有力。

1.4 心理特征：性格随和开朗。

1.5 发病倾向：平素患病较少。

1.6 对外界环境适应能力：对自然环境和社会环境适应能力较强。

辨识与调节方法：正常的体质。调节：饮食有节制，不要常吃过冷过热或不干净的食物，粗细粮食要合理搭配。

2 气虚质（B 型）

2.1 总体特征：元气不足，以疲乏、气短、自汗等气虚表现为主要特征。

2.2 形体特征：肌肉松软不实。

2.3 常见表现：平素语音低弱，气短懒言，容易疲乏，精神不振，易出汗，舌淡红，舌边有齿痕，脉弱。

2.4 心理特征：性格内向，不喜冒险。

2.5 发病倾向：易患感冒、内脏下垂等病；病后康复缓慢。

2.6 对外界环境适应能力：不耐受风、寒、暑、湿邪。

辨识与调节方法：肌肉松软，声音低，易出汗，易累，易感冒。调节：多食用具有益气健脾作用的食物，如黄豆、白扁豆、鸡肉等。少食空心菜、生萝卜等。

3 阳虚质（C型）

3.1 总体特征：阳气不足，以畏寒怕冷、手足不温等虚寒表现为主要特征。

3.2 形体特征：肌肉松软不实。

3.3 常见表现：平素畏冷，手足不温，喜热饮食，精神不振，舌淡胖嫩，脉沉迟。

3.4 心理特征：性格多沉静、内向。

3.5 发病倾向：易患痰饮、肿胀、泄泻等病；感邪易从寒化。

3.6 对外界环境适应能力：耐夏不耐冬；易感风、寒、湿邪。

辨识与调节方法：肌肉不健壮，常常感到手脚发凉，衣服比别人穿得多，夏天不喜欢吹空调，喜欢安静，性格多沉静、内向。调节：平时可多食牛肉、羊肉等温阳之品，少食梨、西瓜、荸荠等生冷寒凉食物，少饮绿茶。

4 阴虚质（D型）

4.1 总体特征：阴液亏少，以口燥咽干、手足心热等虚热表现为主要特征。

4.2 形体特征：体形偏瘦。

4.3 常见表现：手足心热，口燥咽干，鼻微干，喜冷饮，大便干燥，舌红少津，脉细数。

4.4 心理特征：性情急躁，外向好动，活泼。

4.5 发病倾向：易患虚劳、失精、不寐等病；感邪易从热化。

4.6 对外界环境适应能力：耐冬不耐夏；不耐受暑、热、燥邪。

辨识与调节方法：体形多瘦长，不耐暑热，常感到眼睛干涩，口干咽燥，总想喝水，皮肤干燥，经常大便干结，容易失眠。调节：多食瘦猪肉、鸭肉、绿豆、冬瓜等甘凉滋润之品，少食羊肉、韭菜、辣椒、葵花籽等性温燥烈之品。适合太极拳、太极剑、气功等项目。

5 痰湿质（E 型）

5.1 总体特征：痰湿凝聚，以形体肥胖、腹部肥满、口黏苔腻等痰湿表现为主要特征。

5.2 形体特征：体形肥胖，腹部肥满松软。

5.3 常见表现：面部皮肤油脂较多，多汗且黏，胸闷，痰多，口黏腻或甜，喜食肥甘甜黏，苔腻，脉滑。

5.4 心理特征：性格偏温和、稳重，多善于忍耐。

5.5 发病倾向：易患消渴、中风、胸痹等病。

5.6 对外界环境适应能力：对梅雨季节及湿重环境适应能力差。

辨识与调节方法：体形肥胖，腹部肥满而松软。易出汗，且多黏腻。经常感觉脸上有一层油。调节：饮食应以清淡为主，可多食冬瓜等。因体形肥胖，易于困倦，故应根据自己的具体情况循序渐进，长期坚持运动锻炼。

6 湿热质（F 型）

6.1 总体特征：湿热内蕴，以面垢油光、口苦、苔黄腻等湿热表现为主要特征。

6.2 形体特征：形体中等或偏瘦。

6.3 常见表现：面垢油光，易生痤疮，口苦口干，身重困倦，大便黏滞不畅或燥结，小便短黄，男性易阴囊潮湿，女性易带下增多，舌质偏红，苔黄腻，脉滑数。

6.4 心理特征：容易心烦急躁。

6.5 发病倾向：易患疮疖、黄疸、热淋等病。

6.6 对外界环境适应能力：对夏末秋初湿热气候，湿重或气温偏高环境较难适应。

辨识与调节方法：面部和鼻尖总是油光发亮，脸上易生粉刺，皮肤易瘙痒。常感到口苦、口臭，脾气较急躁。调节：饮食以清淡为主，可多食赤小豆、绿豆、芹菜、黄瓜、藕等甘寒的食物。适合中长跑、游泳、爬山、各种球类、武术等。

7 血瘀质（G 型）

7.1 总体特征：血行不畅，以肤色晦黯、舌质紫黯等血瘀表现为主要特征。

7.2 形体特征：胖瘦均见。

7.3 常见表现：肤色晦黯，色素沉着，容易出现瘀斑，口唇黯淡，舌黯或有瘀点，舌下络脉紫黯或增粗，脉涩。

7.4 心理特征：易烦，健忘。

7.5 发病倾向：易患癥瘕及痛证、血证等。

7.6 对外界环境适应能力：不耐受寒邪。

辨识与调节方法：皮肤较粗糙，眼睛里的红丝很多，牙龈易出血。调节：多食山楂、醋、玫瑰花等，少食肥肉等滋腻之品。可参加各种舞蹈、步行健身法、徒手健身操等。

8 气郁质（H 型）

8.1 总体特征：气机郁滞，以神情抑郁、忧虑脆弱等气郁表现为主要特征。

8.2 形体特征：形体瘦者为多。

8.3 常见表现：神情抑郁，情感脆弱，烦闷不乐，舌淡红，苔薄白，脉弦。

8.4 心理特征：性格内向不稳定、敏感多虑。

8.5 发病倾向：易患脏躁、梅核气、百合病及郁证等。

8.6 对外界环境适应能力：对精神刺激适应能力较差；不适应阴雨天气。

辨识与调节方法：体形偏瘦，常感到闷闷不乐、情绪低沉，常有胸闷，经常无缘无故地叹气，易失眠。调节：多食黄花菜、海带、山楂、玫瑰花等具有行气、解郁、消食、醒神作用的食物。气郁体质的人不要总待在家里，要多参加群众性的体育运动项目。

9 特禀质（Ⅰ型）

9.1 总体特征：先天失常，以生理缺陷、过敏反应等为主要特征。

9.2 形体特征：过敏体质者一般无特殊；先天禀赋异常者或有畸形，或有生理缺陷。

9.3 常见表现：过敏体质者常见哮喘、风团、咽痒、鼻塞、喷嚏等；患遗传性疾病者有垂直遗传、先天性、家族性特征；患胎传性疾病者具有母体影响胎儿个体生长发育及相关疾病特征。

9.4 心理特征：随禀质不同情况各异。

9.5 发病倾向：过敏体质者易患哮喘、荨麻疹、花粉症及药物过敏等；遗传疾病如血友病、先天愚型等；胎传疾病如五迟（立迟、行迟、发迟、齿迟和语迟）、五软（头软、项软、手足软、肌肉软、口软）、解颅、胎惊、胎痫等。

9.6 对外界环境适应能力：适应能力差，如过敏体质者对易致敏季节适应能力差，易引发宿疾。

辨识与调节方法：这是一类体质特殊的人群。其中过敏体质的人易对药物、食物、气味、花粉、季节过敏。调节：多食益气固表的食物，少食荞麦（含致敏物质荞麦荧光素）、蚕豆等。居室宜通风良好。保持室内清洁，被褥、床单要经常洗晒，可防止对尘螨过敏。

附论文:

古代名家辨体辨证结合治疗中风医案说解

中风是临床上的常见病和危重病之一,包括现代医学的脑溢血、蛛网膜下腔出血、脑梗死、脑血栓等。中医治疗中风源远流长,历代医家对其病因病机和治疗作了很多阐发,积累了丰富的诊治经验,集中体现在其医案著述中。本文从古代名家众多中风医案中,选择其中体质与中风发病和治疗相关的典型医案予以评议,旨在加深"体病相关"理论和实践的认识,为今天诊治本病提供借鉴。

1 例释

例1:气体素寒,卒中风邪,则风水相遭,寒冰彻骨,猝然倒仆,不省人事。抚脐下,体冷如冰,喉间痰声漉漉,势如水沸,口开手撒,尿出,种种险象,危在顷刻。斯时追以驷马,犹虑不及,若误以涤痰祛风等药投之,如抱薪救火,速之死耳!盖寒风多见脱证,宜温补为急;热风多见闭证,宜疏通为先。一寒一热,一脱一闭,毫厘千里,性命悬于呼吸,此症确系寒脱,亟用温补,以冀挽回于万一。

生南星一两   生附子五钱(去皮)   生川乌五钱(去皮)   木香二钱
人参一两

前以法在不治之险症,认定脏寒欲脱,以大剂三生饮温补之,并师薛氏心法,加用人参以驾驭其邪,服后果转危为安,得庆更生。可知心不可不细,胆不可不大,下手又不可不快,不特病家为余颂,即余亦未尝不颂病家。处仓卒扰攘之际,独能力违众言,悉心信任之,俾余获此成功,岂非大快心事?今病机已转,细察脉象,真火衰甚,语言行动,一时未能复其常度，宜每早服八味丸四钱，再用柔润熄风之剂，冀渐收全功。

人参二钱　白茯苓二钱　白术二钱　炙甘草一钱　陈皮一钱　制半夏二钱　麦门冬三钱　干桑叶一钱　竹沥半盏　加生姜两片　大枣三枚　同煎午后服。(《南雅堂医案》)

评议：患者"气体素寒"，卒中风邪，邪入腑脏，而病"中脏"寒脱重证，此体质与发病及病情传变显有关系。当此之时，医者急投三生饮温补之，得庆更生。如此垂危之证，得以挽救，全赖医者胆大心细，当机立断。同时，医患协作，亦是获效的重要一环，诚如案中所说："处仓卒扰攘之际，独能力违众言，悉心信任之，俾余获此功"。

例2：素有内热，忽然猝倒于地，目不识人，左手因之不仁，此非真中风也。系肾水亏耗，肝木失养，于是木气益燥，自生内风而昏眩颠仆也。此症若作风治，愈促其亡，即误作气虚治之，恐阳盛而阴益衰，于法亦非所宜，须补水以生木，则木疏而症平矣。

大熟地一两　山萸肉五钱　淮山药四钱　白茯苓三钱　粉丹皮三钱泽泻三钱　白芍药一两　当归五钱　白芥子三钱　柴胡一钱(《南雅堂医案》)

评议："素有内热"，当属阴虚体质。阴虚之人，内风易生，此水不涵木使然，本例是典型的水不涵木内风煽动而致类中风案。《素问·至真要大论》有云："诸风掉眩，皆属于肝"，此等证是也。方用归芍地黄汤加减，意在滋水涵木、养血息风，体现辨体与辨证结合治疗，可谓切中肯綮。

例3：薛　年已六旬，肾肝精血衰微，内风痰涎走络，右偏手足无力，舌强言涩，类中之根萌也。温补精血，兼化痰涎，冀免偏枯之累。然非易事，耐心调理为宜。

苁蓉干　巴戟肉　茯神　木瓜　半夏　杞子盐水炒　远志肉甘草汤制海风藤　萸肉酒炒　牛膝　杜仲盐水炒

复诊：肾藏精，肝藏血，肾肝精血衰微，筋骨自多空隙，湿热痰涎乘虚入络，右偏手足无力，舌根牵强，类中之根。温补精血，宣通经络，兼化痰涎，守服不懈，加以恬养安泰，庶几却病延年。

苁蓉干　党参元米炒　牛膝　半夏　杞子盐水炒　陈皮　续断　茯苓　巴戟　肉桑枝

又丸方：

苁蓉干二两，酒煮烂捣入　党参三两，元米炒　熟地四两，砂仁末、陈酒拌，蒸烂捣入　麦冬二两，去心，元米炒　枣仁三两，炒研　巴戟肉三两，盐水炒　归身二两，酒炒　萆薢三两，炒　制首乌四两，炒　茯神三两　牛膝三两，盐水炒　天冬二两，去心，元米炒　半夏二两　陈皮二两五钱　杜仲三两，盐水炒　虎骨三两，炙　菖蒲一两　杞子四两，盐水炒

上药各选道地，如法制炒，共研细末。用竹沥四两，姜汁三两，捣入，再将白蜜为丸，如黍米大。用瓷器装好。每朝服五钱，开水送下。（《王旭高临证医案》）

评议：人体随着年龄的增长，由生长发育而壮盛，由壮盛而转向衰老，在这过程中，人体的形态结构、生理机能、心理和行为状态随之变化，其体质特征也有所改变，这在《素问·上古天真论》《灵枢·天年》中有精辟的论述。本例患者年事已高，精血微衰，木少滋荣，故内风易起，且夹痰饮为患，而病类中。观前后数方，均以滋养肝肾精血为主，从本调治，兼以化痰通络，洵辨体辨证结合治疗的范例。

例4：黄　六脉弦大搏指，足征平素火必有余。肝强胃盛，以内伏之火，挟外来之风，致口眼㖞斜，头目不明，清阳之分，经络为之所中也。然在上之风，乃实邪，缓散自出。

茯苓　首乌各二钱　黄芩　天麻　防风　川贝　蒺藜　甘菊　僵蚕各一钱（《龙砂八家医案》）

评议：《诊家索隐》谓："当必问其平素之脉若何，庶几无误。良以人生斯世，体质不齐，性情个别，脏腑有柔脆，经络有厚薄，不可一例求也。"说明脉象是辨别体质重要指标之一。本例医者据脉判断其"平素火必有余"，可知其为阳热体质。内伏之火夹外来之风上袭清阳之分，致口眼㖞斜，此邪未入脏腑，为中络之证，故以清火祛风为法，体病同治，诚为合理。

例5：分镇符公祖恭人，形体壮盛，五旬手指麻木，已历三载。甲辰秋偶感恚怒，忽失声仆地，痰潮如锯，眼合遗尿，六脉洪大。适予往茸城，飞骑促归。缘符公素谙医理，自谓无救，议用小续命汤，俟予决之。予曰：是方乃辛温群聚，利于祛邪，妨于养正。其故有三：盖北人气实，南人气虚，虽今古通论，然北人居南日久，服于水土，卑禀更移，肤腠亦疏，故卑下之乡，柔脆之气，每乘虚来犯，致阴阳颠倒，荣卫解散，而气虚卒中。此南北之辨者一。况中风要旨又在剖别闭脱。夫闭者，邪塞道路，正气壅塞，闭拒不通；脱者，邪胜五内，心气飞越，脱绝不续。二证攸分，相悬霄壤。故小续命汤原为角弓反张、牙关紧急闭证而设，若用于眼合遗尿之脱证，是既伤其阴，复耗其阳。此闭脱之辨者二。又风为阳中阴气，内应于肝；肝为阴中阳脏，外合于风。恚怒太过，火起肝胆，内火外风，猖狂扰乱，必然挟势而乘脾土，故痰涎汹涌。责脾勿统摄，肾不归经，滋根固蒂尚恐不及，若徒事发散是为虚虚。此真似之辨者三。《灵枢》所谓虚邪偏客于身半，其入者内居荣卫。荣卫稍衰，则正气去，邪气独留，发为偏枯。端合此症，当法河间、东垣用药，保全脾肾两脏，庶可回春。亦以六君子加黄芪、白芍、桂枝、钩藤、竹沥、姜汁，服二剂恶症俱减，脉亦收敛，但声哑如故，此肾水衰心苗枯槁。至更余后火气下行，肾精上朝方能出音。遂用地黄饮子，服至十五剂，大便始通，坚黑如铁，虽有声出，状似燕语，乃朝用补中益气汤加五味、麦冬以培脾，夕用地黄汤加肉苁蓉、当归以滋肾。调理百日，语言如旧，步履如初，但右手稍逊于前耳。(《旧德堂

医案》)

评议:《素问·异法方宜论》论述了居处在各个地区的人民,由于受不同的自然环境和生活条件的影响,以致人体出现不同的体质特征。如东方之域,"其民皆黑色疏理";西方之域,"其民华实而脂肥";北方之域,"其民脏寒";南方之域,"其民皆致理而赤色",这显然因各地区的自然环境、生活条件等不同所造成的。本案医者的高明处在于对患者的居地、证型和病因病机予以三辨。其中一辨是针对其居地形成之体质,认定为"气虚卒中",与真中风迥别,从而作为治疗的重要依据,阐析不宜用小续命汤之理由,诚属不可多见的佳案。

例6:金 失血有年,阴气久伤,复遭忧悲恒郁,阳挟内风大冒,血舍自空,气乘于左,口喝肢麻,舌暗无声,足痿不耐行走。明明肝肾虚馁,阴气不主上承。重培其下,冀得风息,议以河间法。

熟地四两　牛膝一两半　萸肉二两　远志一两半,炒黑　杞子二两　菊花二两,炒　五味一两半　川斛二两四钱　茯神二两　淡苁蓉干一两二钱

加蜜丸,服四钱。(《临证指南医案》)

评议:失血有年,阴血久虚可知,当属患者的体质特点。复因忧悲恒郁,五志化火。阴虚则内风易动,火旺则冲逆上炎,遂使风阳上扰清空,旁溢肢体,口喝、肢麻、舌暗等症由是而生。故叶氏以滋养肝肾,平息内风为法,既治其病,又兼顾体质。地黄饮子是河间治"风痱"的传世名方,用之正合病机。

例7:运使王公叙揆,自长芦罢官归里,每向余言,手足麻木而痰多。余谓公体本丰腴,又善饮啖,痰流经脉,宜撙节为妙。一日忽昏厥遗尿,口噤手拳,痰声如锯,皆属危证。医者进参、附、熟地等药,煎成未服。余诊其脉,洪大有力,面赤气粗,此乃痰火充实,诸窍皆闭,服参、附立

毙矣。以小续命汤去桂、附，加生军一钱，为末，假称他药纳之，恐旁人之疑骇也。戚党莫不哗然，太夫人素信余，力主服余药。三剂而有声，五剂而能言，然后以消痰养血之药调之，一月后步履如初。(《洄溪医案》)

评议：患者形体丰腴，又善饮啖，痰湿之体可知。卒发中风，诊得脉象洪大有力，面赤气粗，医者辨证为"痰火充实，诸窍皆闭"，显属实证闭证无疑。药用小续命汤去桂、附加生军，遂获桴鼓之。此亦基于体质，分析病因病机和制订治疗方法的佳案。

2 说解

笔者从事中医体质学说研究有年，曾先后发表了"体病相关""辨证施治与辨体施治如何有机结合""体质调理"等论文多篇，最近在编写《常见病症古代名家医案选评丛书·中风专辑》时，发现古代医家治疗中风，十分重视体质与发病和治疗关系，讲究辨体与辨证有机结合，这在上面所举几则医案中得以充分体现。为加深对上述医案的理解，有必要从以下四个方面作些说解：

其一是中风的病因病机和治疗。对中风的病因病机和治疗，历代医家的认识和经验有一个积累和发展过程，唐宋以前，大多归咎于外风，故治疗以祛风为主，小续命汤为其代表方剂。至金元时期，刘河间提出"心火暴盛"，李东垣认为"本气自虚"，朱丹溪则主张"湿痰生热"为其病因，各家见仁见智，互有发挥 [1]。又王履将中风分为"真中风"与"类中风"两大类，尝谓"因于风者，其中真风也；因于火、因于气、因于湿者，类中风而非中风也。"明清以降，叶天士《临证指南医案》所载中风病案将其病因多归咎为阴虚风动，治法多以滋养肝肾阴液，平息内风为主。受其影响，清光绪年间山东蓬莱张伯龙著《雪雅堂医案·类中秘旨》一书，言内动之中风，是为肝风自中而发，由于水亏木动，火炽风生，气血上奔，痰涎猝壅使然，确切地指出了中风的发病机制。近贤张山雷先生对张伯龙的中风理论深表赞同，并提出本病的八大治法，即闭证宜开、脱证宜固、肝阳宜于潜镇、痰涎宜于开泄、气逆宜于顺降、心液肝阴宜于培养、肾阴宜渐滋填、偏瘫宜于宣通。至此，中医对中风的病因病机和治疗方法始较为全面。当今王永炎氏等更提出"中风毒邪论"，认为积毒和积损是中风病理演变过程的两个基本病机。回眸自古以来治疗本病的名方，有地黄饮子、资寿解语汤、羚角钩藤汤、天麻钩藤饮、镇肝熄风汤、人参再造丸等，现代除了辨证分型治疗外，还总结出不少单方验方和其他一些特色疗法。特别是在后遗症和康复治疗上，除了中药内服外，针灸、推拿发挥了十分重要的作用。更值得指出的是，近年针灸"醒脑开窍法"重大成果的推出，使中医治疗本病的效果更上层楼。

其二是体质与发病的关系。《灵枢·五变》说："肉不坚，腠理疏，则善病风……五脏皆柔弱者，善病消瘅……粗理而肉不坚者，善病痹"。清·吴德汉在《医理辑要·锦囊觉后编》中说："要知易风为病者，表气素虚；易寒为病者，阳气素弱；易热为病者，阴气素衰；易伤食者，脾胃必亏；易劳伤者，中气必损。"凡此都说明人体体质在发病上常起着主导作用。即就中风而言，前贤尝谓"肥人多痰湿，易病中风"。试观上述例7病案，系患者平素嗜食肥甘厚味，或喜饮酒醪，以致形肥多痰，故病中风。同时，古代医家也深刻认识到体质与病邪从化有着密切的关系，如《医宗金鉴》说："人感受邪气虽一，因其形藏不同，或从寒化，或从热化，或从虚化，或从实化，故多端不齐也。""形藏"者，体质是也。联系上述病案，例1因"气体素寒"，卒中风邪后，邪从寒化，而病"寒脱"重证；例4平素火有余，感受风邪后，邪从热化，而病中风热证。

其三是应与治未病紧密挂钩。中医治未病的理念，包括未病先防、已病防变和愈后防复三个方面。就拿中风来说，中医一向强调调摄养身之道，如对高血压病患者，为防中风，常告诫其注重饮食调养，尤其要重视情志方面的调适，鼓励其保持乐观畅快的心情，做到心胸豁达，喜怒有节，切忌急躁易怒，忧愁抑郁，以防肝火冲逆，内风煽动，气血错乱而导致"卒中"危疾。即使在已病过程中和治愈以后，亦应注意及此，防止病变加剧和复发，这在上述医案中有所警示。尤其是当出现中风先兆征象时，如例5"手指麻木，已历三载"，就要引起高度警惕，及早予以防范，杜绝中风的发生，这种早期干预的"治未病"思想，有重大的临床意义。

其四是辨证施治与辨体施治如何有机结合。"辨证施治"与"辨体施治"在运用时有很大的不同，具体体现在前者是疾病过程中的主要治疗方法，有特定的时间性；后者既可贯穿在疾病治疗过程与辨证施治有机配合，也适用于平时的长期调治。笔者的临床经验认为，在疾病过程中应以治"证"为主，但也不能忽视"因人制宜"，即根据患者的平素体质，适当地兼顾调"体"，标本兼治，有利于疾病的康复；平时或病情缓解时，应着重调理体质，以防止和减少疾病的发生和复发。标本缓急有别，主次先后有异，临证须灵活掌握，不可刻板，这在中风治疗上同样应得以贯彻。

3 参考文献

[1]王英，盛增秀.常见中医优势病种治法集粹［M］.北京：人民卫生出版社，2009：86

辨体明理论

中华中医药学会于 2009 年 4 月颁布了由王琦教授及其团队制订的《中医体质分类与判定》标准，成为我国第一部指导和规范中医体质研究及应用的文件，从而使中医体质学的推广应用进入里程性的阶段，成就极其卓著。但也不能不看到，在掌握体质分类与判定标准时，各地尚存在着一些不够明确之处，于是不同程度地影响其更好、更准确地推广应用。为此，笔者不揣谫陋，特就体质辨识中几个比较关键的问题，提出窥管之见，希冀有助于明白体质分类及其辨识的道理，更好地指导临床实践。

一、辨体须明不同体质形成之理，方能从根本着手进行干预

体质的形成，有着不同的因素，主要可归纳为以下几个方面：

1. 先天因素：即"禀赋""禀性""质禀"。体质九分法中"特禀体质"与此关系最为密切。《灵枢·决气》尝谓："两神相搏，合而成形，常先身生，是谓精。"吴懋先注释说："两神者，一本于天一之精，一生于水谷之精，两神相搏，合而成此形也。"《灵枢·天年》更明确指出："人之始生，以母为基，以父为楯。"于此可见，人之所由生，必禀受先天父母之"精"，因此父母的健康状况与子女体质的关系至密。即就特禀体质而言，其成因常"由于先天禀赋不足和禀赋遗传等因素造成的一种特殊体质，包括先天性、遗传性的生理缺陷与疾病，过敏性反应等。"实践也证明，过敏性疾病如支气管哮喘、过敏性鼻炎等患者，常有家族史，与父母等上代直系亲属的遗传有很大的关系。还有小儿的"五迟""五软"，往往由于先天不足而影响发育，以致体质异于常人。

2. 年龄:《灵枢·天年》谓："人生十岁，五藏始定，血气已通，其气在

下，故好走。二十岁，血气始盛，肌肉方长，故好趋。三十岁，五藏大定，肌肉坚固，血脉盛满，故好步。四十岁，五藏六府十二经脉皆大盛以平定，腠理始疏，荣华颓落，发颇颁白，平盛不摇，故好坐。五十岁，肝气始衰，肝叶始薄，胆汁始灭，目始不明。六十岁，心气始衰，善忧悲，血气懈惰，故好卧。七十岁，脾气虚，皮肤枯。八十岁，肺气衰，魄离，故言善误。九十岁，肾气焦，四藏经脉空虚。百岁，五藏皆虚，神气皆去，形骸独居而终矣。"《素问·上古天真论》亦有类似的论述。说明人体随着年龄的增长，由生长发育而壮盛，由壮盛而转向衰老，在这过程中，人体的形态结构、生理机能、心理和行为状态随之变化，其体质特征也有所改变。如小儿因脏腑柔弱，气血未充，肌肤娇嫩，故被称为"稚阴稚阳"之体；老人因脏腑功能衰退，气血津液虚亏，因此常呈现虚弱状态，其中"气虚体质""阳虚体质""阴虚体质"比较多见。

3. 性别：妇女在生理上有月经、胎孕、产褥、哺乳等特点，常消耗血液，故机体相对地容易处于血分不足气分有余的状态。《灵枢·五音五味》说："妇人之生，有余于气，不足于血，以其数脱血也。"所谓"妇女以血为本"，正是说明妇女在体质上有其特殊性，有别于男子。又妇女在心理活动上，易多愁善感，情怀抑郁，故"气郁体质"较为多见，中医所谓"妇人以肝为先天"，其义显然也包含妇女的体质特征。

4. 自然环境与生活条件：《素问·异法方宜论》论述了居处在各个地区的人民，由于受不同的自然环境和生活条件的影响，以致人体出现不同的体质特征。如东方之域，"其民皆黑色疏理"；西方之域，"其民华实而脂肥"；北方之域，"其民脏寒"；南方之域，"其民皆致理而赤色"，这显然因各地区的自然环境、生活条件等不同所造成的。再如饮食的优劣、偏嗜等，对体质亦有影响，如膏粱厚味，多见痰湿或湿热体质；嗜食辛辣炙煿者，易致阳热偏旺等。

5. 精神因素：《素问·举痛论》说："怒则气上，喜则气缓，悲则气消，恐则气下……思则气结"。指出了不良的情志活动，会使人体气机升降失常，其对体质的影响不言而喻。"笑一笑，十年少，愁一愁，白了头"，形象地说明了情志对人体健康的影响。在现实生活中，不难看到有些人由于长期情志抑郁不舒，由平和体质转变为气郁体质。特别是原先经济富裕或者地位显赫的人，因突发事件致经济亏空，或犯法进入牢房，短期内可使体质由强转弱，甚至几日之间朱颜变为白头，精神萎靡不振。

6.疾病：疾病可改变人的体质，如大病久病之后，由于气血津液的耗损，会使体质长期处于虚弱状态，多见"气虚体质""阳虚体质""阴虚体质"；或"久病入络"，导致体内有血运不畅、瘀血留滞的潜在倾向，且处于相对稳定状态，从而出现"血瘀体质"。《伤寒论》所谓"汗家""亡血家"，其"家"字即针对这些人体质状态而言。

明白体质形成的道理，这无疑有利于识别体质的类型，有助于采取根本性的措施进行干预。如"特禀体质"的调理，应重视先天之本，即以"从肾论治"为主，同时本着"先天生后天，后天济先天"的理论，也要兼顾脾胃。如对过敏体质引起的支气管哮喘、过敏性鼻炎等疾病，在其发作缓解期，大多注重补脾、补肾或脾肾双补以改善其体质，方如肾气丸、七味都气丸、玉屏风散等。

二、辨体须明体质分别类型之理，方能有的放矢地加以调整

王琦教授提出"体质九分法"，即将人群中体质分为平和体质、气虚体质、阳虚体质、阴虚体质、痰湿体质、湿热体质、气郁体质、血瘀体质和特禀体质九个类型，各型有其判定标准。以痰湿体质为例，其判定标准是，总体特征：以体型肥胖、腹部肥满、口黏苔腻等痰湿表现为主要特征；形体特征：体形肥胖、腹部肥满松软；常见表现：面部皮肤油脂较多，多汗且黏，胸闷，痰多，口黏腻或甜，喜食肥甘甜黏，苔腻，脉滑；心理特征：性格偏温和、稳重、多善于忍耐；发病倾向：易患消渴、中风、胸痹等病；对外界环境适应能力：对梅雨季节及湿重环境适应能力差。这种判断指标涉及形体、心理、行为等方面的诸多表现，并指出其发病倾向性和对外界

环境适应能力等，诚属比较完整、周密，颇切合实用。但值得指出的，判定九种体质类型的标准，目前大多处于整体宏观状态。至于形态结构、生理机能和心理状态等微观变化及其定性定量的特异性实验指标，还有待进一步探索和研究，这不是轻而易举的事，需要付出极大的努力。这里有必要强调指出的是，中医传统的诊断方法，包括望、闻、问、切四诊，在判定体质类型指标上，还有不少潜力可挖。以脉诊为例，笔者曾对古代文献中关于体质与脉象的关系，作了较深入的发掘、整理与研究，发表了《体质与脉名论评议》，有一定的参考价值。

明白体质分类的道理，这无疑有利于有的放矢地予以调整。以"气郁体质"为例，笔者认为当以越鞠丸、逍遥散较为合适。如有报道应用越鞠丸治疗中学生精神失调（神志抑郁）72例，总有效率达94.4%。当然，对于气郁体质的调治，药物仅是起辅助作用，主要还得怡情悦志，调整其心理状态，所谓"心病需要心药疗"，即此意也。就逍遥散而言，本方虽宜于气郁体质，但服药者若不重视心情调节，徒守药饵，恐无多大益处。"药逍遥人不逍遥，亦属无功"，此之谓也。又如气虚体质，在儿童多因先天与后天不足使然，而后天脾胃虚弱更是主要因素，因此对儿童气虚体质的干预，应着重调理脾胃。著名中医学家岳美中曾介绍一个案例：戈某某，女性，12岁。因其母体弱多病，晚生此女，先天不足，累及后天，从褓褓时发育不够好，直到现在，身矮肌瘦，稍一动作即感劳累气短，懒于玩耍，且目力非常衰弱，一读书写字，不超过10分钟，即感觉目抽而痛，因之休学。在沪治疗一个时期，无效，于1973年11月初来北京就诊。切其脉虚软，舌淡，面色㿠白，目白睛过白，大便有时不成条，食极少，每顿不过半两许。认为是脾胃不足，并无其他疾患。为治疗这种功能衰退，用资生丸以培养后天之本。处方：人参45克，茯苓30克，白术45克，山药30克，薏苡仁22.5克，莲子肉30克，芡实22.5克，甘草15克，陈皮30克，麦芽30克，神曲30克，白豆蔻12克，桔梗15克，藿香15克，川黄连6克，砂仁22.5克，白扁豆22.5克，山楂22.5克。此方原为丸剂，微嫌蜜丸稍碍消化，改作煎剂用。共为粗末，每次 6 克，煎 2 次合在一处，午、晚饭后 1 小时左右各服 1 次。服 20 天后，即食量大增，一个月后每餐可进三两，面色红润，精神焕发，喜玩乐动，目力亦见强，能看书写字持续半小时以上。其他各类体质的调治，同样需要根据"辨体论治"的原则，针对性给予处方遣药，这样才能收到较好的效果。

三、辨体须明体质可变可调之理，方能促其向平和体质转化

"阴阳平衡"和"阴阳转化"理论是阴阳学说的基本内容。就人的体质而言，正常体质（平和体质）是体内阴阳处于相对平衡的状态，异常体质是体内阴阳有所偏颇。同时，不同体质在一定条件下是可以相互转化的，如正常体质可以转变为异常体质，而异常体质同样可以转变为正常体质。有个例子很能说明问题：建国初期，不少南下干部不服当地"水土"，加上饮食结构的改变，对新的环境很不适应，以致体质发生了明显变化，甚或出现湿热体质，但随着时间的推移，逐渐适应于新的环境，体质亦恢复正常。的确，在这过程中"条件"起着主导作用，是体质转化的决定因素和物质基础。

明白体质可变可调的道理，有利于我们运用"治未病"的理论，采取相应的养生保健方法，如注意饮食起居调节、重视心理疏导、加强体育锻炼、顺应自然环境和提倡有病早治等，促使异常体质向正常体质转化，以免疾病的发生，或将疾病消灭于萌芽状态。至于干预的具体措施和方法，应本着"辨体论治"和"因人制宜"的原则，灵活掌握应用。

四、辨体须明兼夹复合体质之理，方能主次兼顾的给予处置

由于体质形成因素的多样性和复杂性，以及体质的可变性，因此在异常体质人群中，兼夹体质较为常见。有研究显示：中国一般人群中 1/3 属于平和体质，约 2/3 为偏颇体质。2/3 偏颇体质中，同时具备二种或二种以上的偏颇体质特征，即兼夹体质普遍存在于广大人群中。尤其值得关注的是，

目前还缺乏对兼夹体质的判定标准，这无疑给辨识带来一定困难，亟待我们在这方面做出更大的努力，取得更多的成果，以期"为临床提供一种简单、有效、直观的兼夹体质评定方法，以综合评价兼夹体质"，这是摆在我们面前一个富有意义的重要课题。

明白兼夹体质客观存在的道理，使我们对这类异常体质调治的复杂性有足够的认识。笔者认为，首先应辨别兼夹体质究竟以何者为主何者为次，从而采取主次兼顾或先主后次等调治方法。同时还应运用中医基本理论，灵活地进行调治，如对气郁体质兼夹痰湿体质，当根据"气行则湿行"，"气化则痰化"的理论与实践经验，其调治方法，应重点放在行气解郁上，上述越鞠丸洵为良药，方中香附为气中之血药，川芎系血中之气药，功擅理气解郁，并配伍苍术、神曲运脾化湿，以杜痰湿之源，刘气郁兼夹痰湿体质可谓两全其美。又如对气虚兼夹血瘀的复合体质，须知"气为血帅"，气虚则血运无力，势必加重血瘀，因此调治重点应放在补气上，《医林改错》补阳还五汤不失是调治这种复合体质的妙方，原方黄芪剂量特重（四两），意在健脾益气为主，配合桃仁、红花、当归尾、川芎等活血化瘀之品，故对这类复合体质，堪称切中肯綮，可收良效。

总之，辨体必须明理，惟明理才能识别不同的体质类型；惟明理才能针对不同体质施以相应的调治方法。题名《辨体明理论》，殆此意也。